KARIN OPITZ-KREHER
JOHANNES HUBER

Bibelöle

DIE KRAFTVOLLEN ÖLE
AUS DER HEILIGEN SCHRIFT

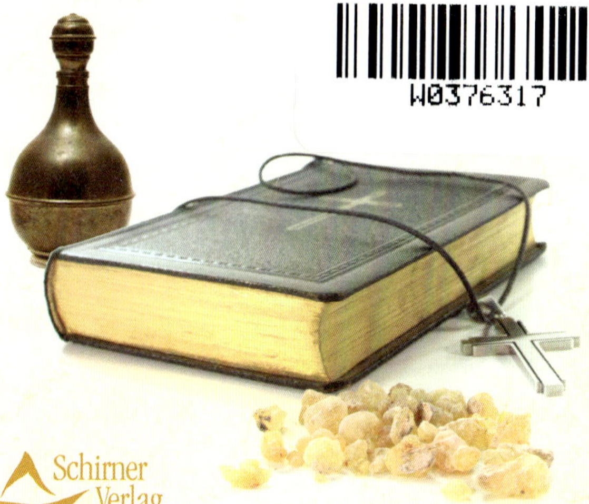

Schirner Verlag

Die Ratschläge in diesem Buch sind sorgfältig erwogen und geprüft. Sie bieten jedoch keinen Ersatz für kompetenten medizinischen Rat, sondern dienen der Begleitung und der Anregung der Selbstheilungskräfte. Alle Angaben in diesem Buch erfolgen daher ohne Gewährleistung oder Garantie seitens der Autoren oder des Verlages. Eine Haftung der Autoren bzw. des Verlages und seiner Beauftragten für Personen-, Sach- und Vermögensschäden ist ausgeschlossen.

ISBN Printausgabe 978-3-8434-5112-3

ISBN E-Book 978-3-8434-6251-8

Karin Opitz-Kreher,
Johannes Huber:
Bibelöle
Die kraftvollen Öle
aus der heiligen Schrift

Umschlag: Murat Karaçay, Schirner,
unter Verwendung von #151105607
(JIANG HONGYAN), #46952608 (nito),
#81440620 (photo-oasis), #52436875 (Pinci),
#114437518 (Arevik), www.shutterstock.com
Redaktion: Karin Garthaus, Schirner
Satz: Simone Fleck & Katja Hiller, Schirner
Printed by: Ren Medien GmbH, Germany

www.schirner.com

4. Auflage November 2018

INHALT

VORWORT

Es ist wie das Eintauchen in ein eigenes Universum: die Arbeit mit ätherischen Ölen mit allen Wirkbestandteilen. Warum wirken diese Öle so, wie sie wirken? Wann verwende ich welches Öl? Welches Öl wirkt mehr auf körperlicher und welches mehr auf emotionaler, mentaler Ebene? Wann nehme ich was? Was unterscheidet ätherische Öle mit allen Wirkbestandteilen von anderen? Was ist die Chemie der Öle, und was sind eigentlich Bibelöle? Je mehr man sich mit diesen Fragen beschäftigt, desto tiefer taucht man in das Wissen aus alten Zeiten ein, und es eröffnen sich einem immer wieder neue Aspekte. Am wichtigsten ist aber die eigene Erfahrung, die einen nach und nach die Öle entdecken und ihre Qualitäten erfahren lässt.

Die Einsatzmöglichkeiten, die uns die sogenannten Bibel- oder Salböle bieten, sind besser zu verstehen, wenn wir die alten Schriften zurate ziehen und uns mit den Pflanzen beschäftigen. Diese Öle sind weit mehr als schöne Duftstoffe für die Parfümindustrie, wie Zedernholzöl oder Sandelholzöl.

Wenn wir wissen, wie die Öle früher eingesetzt wurden, können wir auf die Macht der Öle schließen und uns ihre Eigenschaften auch heute noch zunutze machen.

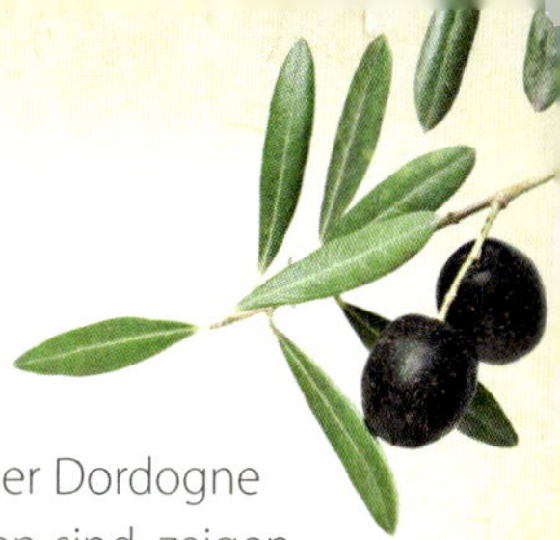

Tauchen Sie ein in eine längst vergangene Zeit. Bereits Höhlenzeichnungen, die in der Zeit um 15.000 v.Chr. in der Dordogne im Südwesten von Frankreich entstanden sind, zeigen, dass Pflanzen von unseren Vorfahren als Arznei verwendet wurden.

Bereits ca. 4500 v.Chr. wurden in Ägypten aromatische Öle hergestellt. Diese Öle wurden für rituelle Zwecke, als Parfüm, Kosmetik oder Medizin zielgerichtet eingesetzt.

Das Wissen um diese kostbaren Essenzen hat somit eine jahrtausendealte Tradition. Diese Kenntnisse sind heutzutage wieder sehr gefragt. So haben wir in einem Beitrag von Dr. Manfred Doepp gehört, dass beispielsweise Öle wie Weihrauch oder Myrrhe vor Elektrosmog schützen und Hypophyse sowie Hypothalamus wieder harmonisieren. Das sind Themen, die in unserer heutigen Welt sehr aktuell sind, denn Handys, WLAN, Spielekonsolen und deren Strahlung umgeben uns ständig und »switchen« unser Gehirn. Dadurch entstehen Süchte, z.B. nach Elektrosmog, das Gehirn kann nicht mehr unterscheiden, was ihm dienlich ist und was nicht. Schauen wir unsere Kinder und Jugendlichen an, dann erkennen wir, dass bei ihnen schon ein hohes Maß an Geräteabhängigkeit besteht. Gerade bei heranwachsenden Körpern wäre es wichtig, Schutzmaßnahmen wie die Anwendung von Ölen zu ergreifen.

Aus eigenem Interesse wollten wir für uns sichtbar machen, welche Auswirkung Elektrosmog auf unser Energiefeld hat. Wir hatten mittels Chakren- und Auradarstellung gesehen, wie ein sehr stabiles Energiefeld regelrecht zusammengefallen ist in dem Moment, als mit dem Handy eine Telefonnummer angewählt wurde (beim Wählen zeigt sich die höchste Sendeleistung und somit die höchste Strahlenbelastung für den Nutzer). Wurden essenzielle Öle zum Zeitpunkt der Strahlenbelastung angewendet, konnten wir beobachten, wie sich das Feld wieder stabilisiert hat.

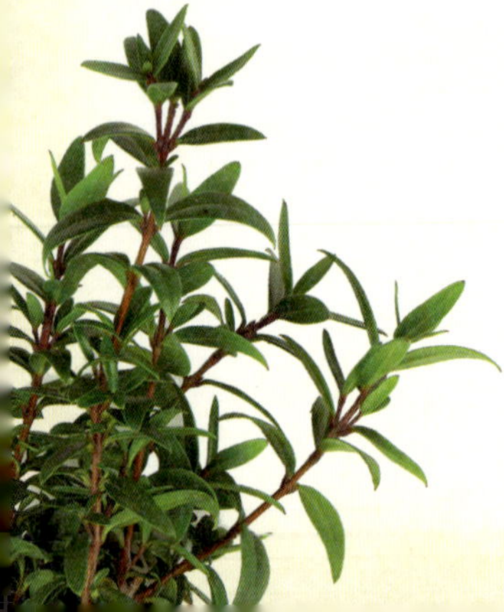

HEILPFLANZEN und ESSENZIELLE ÖLE in der Evolutions- und in der Bibelgeschichte

Es gibt Wissenschaftler, Historiker und bibelfeste Christen. Wir werden versuchen, allen gerecht zu werden, und das Wissen um die Öle aus verschiedenen Perspektiven betrachten.

Die Pflanzen und ätherischen Öle in der Evolution

Gehen Sie mit uns auf eine Reise durch die Geschichte des Planeten Erde, bis wir wieder im Hier und Jetzt landen. Dieser Ausflug in die Evolution der Pflanzen ist wichtig, um zu verstehen, wie sich die ätherischen Öle über die Zeit zu solch kraftvollen Helfern entwickelt haben.

In einem Vortrag von Dr. Kurt Schnaubelt, den wir im September 2013 in Wien gehört haben, wurden auch wir auf diese Zeitreise mitgenommen. Die dadurch gewonnenen Kenntnisse wollen wir Ihnen nun wiedergeben: Versuchen wir uns einmal vorzustellen, dass es vor Milliarden von Jahren bei der Entstehung des Planeten nur Moleküle gab, die miteinander interagierten. Erste Strukturen bildeten sich und nach und nach auch die ersten Chromosomen. Die Grundbausteine des Lebens sind ca. 3,5 Mrd. Jahre alt. Vor ca. 2 Mrd. Jahren sind dann die ersten Lebewesen im Wasser entstanden.

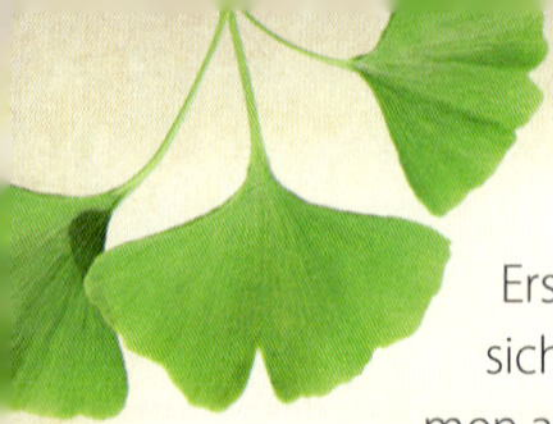

Erst vor einigen Millionen Jahren bildeten sich die ersten höher entwickelten Organismen an Land in den Küsten- und Uferregionen. Das sind die sogenannten Pionierpflanzen, die außerordentlich widerstandsfähig sind und sich besonders gut an die Gegebenheiten anpassen konnten. Die Flora von damals umfasste u.a. Pflanzen wie den Ginkgo oder den Schachtelhalm. Bevor sich die Pflanzen an Land etablierten, gab es bereits Viren, Bakterien und Pilze. Darum bildeten die Urpflanzen zum eigenen Schutz ätherische Öle. Man nennt diese Öle auch sekundäre Pflanzenstoffe. Wenn die Öle effektiv waren, hat die Pflanze überlebt.

Weitere Hunderte Millionen Jahre später entstanden die Insekten, und die Pflanzen entwickelten sich weiter. Nun wurden ätherische Öle nicht nur zum Schutz der Pflanze produziert, sondern auch, um Insekten anzulocken. Es entwickelten sich die sogenannten Angiospermen, Pflanzen, die eine Blütenhülle haben, mit der sie den Fruchtknoten und die Samenanlage bedecken. Die Pflanzen bauten über viele Jahre hinweg eine komplexe Intelligenz zum eigenen Schutz auf, und diejenigen, die es heute noch gibt, haben gute und wirksame ätherische Öle gebildet und sich dadurch durchgesetzt.

Heute wollen wir mit unserem Verstand und der Wissenschaft die ätherischen Öle in ihre Einzelbestandteile zerlegen – und das gelingt umso besser, je leistungsstärker die Messinstrumente werden. Dadurch erhalten wir eine Antwort darauf, warum und wie sie wirken. Wir wissen heute schon recht viel über die ätherischen Öle, trotzdem umgibt sie noch immer etwas Geheimnisvolles. Jedes ätherische Öl enthält eine Vielzahl von organischen Molekülen, die Harmonie des jeweiligen Öls macht jedoch den feinen Unterschied, ob es ein tief wirksames Öl ist oder nicht. Bildlich gesprochen wirkt die Komposition der einzelnen Substanzen in einem ätherischen Öl, es kommt auf das ganze Orchester an und nicht auf eine einzelne Geige.

Die Sicht der Bibelbewanderten

Wenn wir den Beginn des Johannesevangeliums lesen, finden wir: **»Im Anfang was das Wort, und das Wort war bei Gott, und Gott war das Wort. Dasselbe war im Anfang bei Gott. Alle Dinge sind durch dasselbe gemacht und ohne dasselbe ist nichts gemacht, was gemacht ist.«**

Daher können uns z.B. die Pflanzen, die unserer Struktur ähnlich sind, auch so gute Dienste leisten. Das, was von Menschenhand gemacht ist, hat nicht diese Wirkung – seien es synthetische Öle oder andere Stoffe. Wir sollten wieder die Kraft der Natur nutzen, was unserem Wesen auch entspricht. In unserer modernen Welt haben wir laut dem Umweltmediziner Klaus-Dietrich Runow Kontakt zu 80.000 Chemikalien, darunter finden sich Weichmacher in Plastik, Parabene in der Kosmetik, Pestizide, Lösungsmittel und Schwermetalle.

Der Mensch ist vergleichbar mit einem Fass: Vieles kann der Körper aufnehmen, aber irgendwann läuft es über, das drückt sich dann z.B. durch neurologische Erkrankungen und Erscheinungen aus. Parkinson, Alzheimer oder MS verbinden wir immer mit älteren Menschen, erschreckenderweise sind aber immer mehr jüngere davon betroffen. Es ist also absolut an der Zeit, unser Handeln zu überdenken und bewusst zu entscheiden, was wir an uns und in uns lassen.

Etwas zum Nachdenken: Später erfahren Sie, mit welch kostbaren Salbölen der Leichnam in der Mumifizierung behandelt wurde. Wieso attackieren wir also mit giftigen Substanzen heutzutage den lebendigen Körper?

Auszug aus der Schöpfungsgeschichte im Alten Testament im 1. Buch Mose:

»Am Anfang schuf Gott Himmel und Erde.
Und die Erde war wüst und leer und es war finster auf der Tiefe und der Geist Gottes schwebte auf dem Wasser (…) und Gott sprach: ›Es lasse die Erde aufgehen Gras und Kraut, das Samen bringe und fruchtbare Bäume auf Erden, die ein jeder nach seiner Art Früchte tragen, in denen ihr Same ist.‹ Und es geschah so. Und die Erde ließ aufgehen Gras und Kraut, das Samen bringt, ein jeder nach seiner Art, und Bäume, die da Früchte tragen, in denen ihr Same ist, ein jeder nach seiner Art.
Und Gott sah, dass es gut war.«

Welt- und Zeitreise – wie die Menschen begannen, die ätherischen Öle einzusetzen

Seit Menschengedenken werden Pflanzen genutzt. Pflanzen dienen als Nahrung, Baustoff und Medizin. Machen wir einen Sprung in der Geschichte: Der Mensch entwickelte sich vom Jäger und Sammler zum Bauern und Hirten, und mit den veränderten Lebensbedingungen kamen auch neue Herausforderungen auf ihn zu.

Ackerbau und Viehzucht wurden betrieben und durch die Nähe, die man nun zu den Tieren hatte, waren die Menschen auch von Seuchen und Krankheiten bedroht. Unsauberes Wasser war die Ursache für Cholera und Typhus, Insekten, die durch die Siedlungen angezogen wurden, übertrugen ebenfalls verschiedene Krankheiten. Parallel dazu finden sich in der Bibel auch Plagen wie die Viehpest und die Insektenplage.

Zu damaliger Zeit wurden auch viele Tieropfer in den Tempeln erbracht, d.h., es entstanden in der Hitze durch das Schlachten der Tiere unangenehme Gerüche, und auch das Verbrennen von Fleisch und Federn hinterließ üblen Gestank. Um die Atmosphäre im Tempel zu klären und auch zum Schutz vor Krankheiten wurde z.B. mit Kräutern und Harzen geräuchert oder frische Kräuter wurden auf dem Boden verteilt, die ihr Aroma abgaben, wenn man darauf lief.

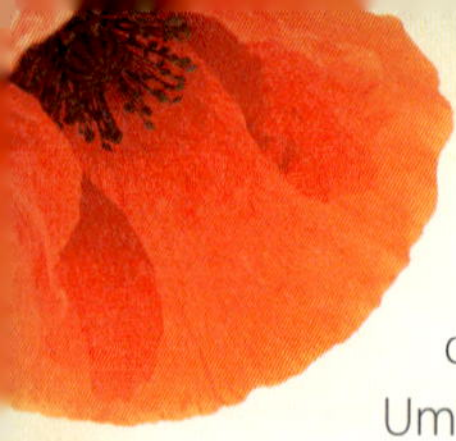

Die Pflanzen als unsere Helfer haben sich durch die An- und Herausforderungen des Umfeldes mit den ätherischen Ölen ihre eigenen Schutzmechanismen aufgebaut. Die Menschen haben dann begonnen, für sich selbst die Qualitäten der Pflanzen anzuwenden. Sie machten sich die nährenden, schützenden, reinigenden, regenerierenden und sauerstoffversorgenden Bestandteile der ätherischen Öle zunutze und wendeten diese an. Die den Pflanzen innewohnende Ordnungskraft wurde von den Menschen erkannt und vielfältig eingesetzt. Für Könige und Priester wurden die ätherischen Öle in Form von kostbaren Destillaten angewendet, da sie viel stärker wirkten als die für das Volk verwendeten frischen oder getrockneten Kräuter.

Schauen wir nun zu den Hochkulturen, die an den Flüssen Euphrat und Tigris entstanden sind: Es wurden Keilschriften gefunden, die Zeugnis darüber ablegen, wie zu dieser Zeit Pflanzen für medizinische Zwecke genutzt und gezielt angebaut wurden. So ließ König Mardukapalidina (772–710 v. Chr.) in Babylon in seinem Garten Kräuter für medizinische Zwecke züchten, darunter Pflanzen wie Fenchel, Myrrhe, Knoblauch, Kümmel und Mohn.

Zwischen dem Mittelmeerraum und dem Jordan verliefen Handelswege von Gewürzhändlern. Im biblischen gelobten Land wurden medizinische Kräuter und ätherische Öle aus Arabien, dem Libanon, Persien, Südosteuropa, Ägypten, Libyen, Indien, Indonesien und dem Himalaya verwendet. Neben dem Austausch der Waren und Kostbarkeiten wurden auch medizinisches Wissen und Heilmethoden verbreitet.

In der Bibel sind an 1035 Stellen ätherische Öle und Pflanzen, die aromatisches Öl produzieren, genannt. Davon sind mindestens 33 Pflanzenarten wie Weihrauch, Myrrhe, Sandelholz, Wacholder, Kümmel, Galbanum, Kalmus, Senf, Rose, Kiefer, Zeder, Zypresse, Lorbeer, Onycha, Wermut, Koriander, Anis und Myrte vermerkt.
Ein Öl, das in der Bibel sehr häufig genannt wird, ist natives Olivenöl, das zum einen ein fettes Trägeröl ist, zum anderen auch einen aromatischen und ätherischen Anteil mit sich bringt. Es war Nahrung, wurde als Brennstoff für Lichtquellen verwendet und diente als Grundlage für Salben und Heilöle. Auch wurde Olivenöl in höchster Qualität als »Zehnter«, also als freiwillige Spende aus dem eigenen Ertrag, an die Priester abgegeben.
Das alte Ägypten war eine Hochburg für die Herstellung und Verwendung von ätherischen Ölen. Aus der Zeit um 1530 v. Chr. stammt der »Papyrus Ebers«, ein gut erhaltener Papyrus mit medizinischen Texten. Er wurde von dem Ägyptologen und Schriftsteller Georg Ebers (1837–1898) gefunden und ist eine 20 Meter lange Aufzeichnungsrolle, die genaue Angaben macht zu Symptomen, Diagnosen und Behandlungen.

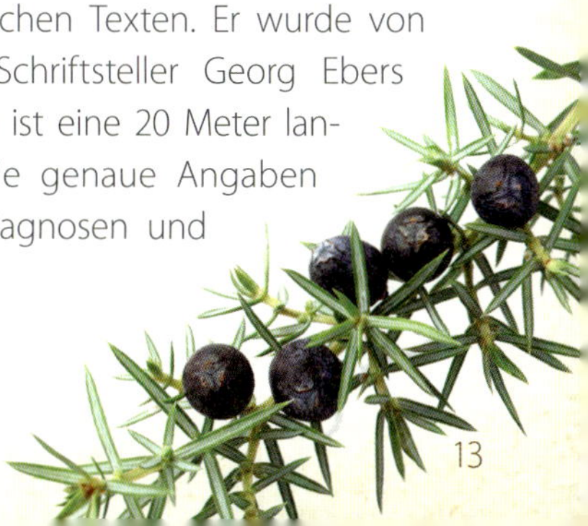

In Ägypten wurden Hölzer, Harze, Blüten, Blätter, Wurzeln und Früchte gesammelt und verwendet, und teilweise wurden daraus auch Öle hergestellt. Die in Ägypten angewandte Destillationsmethode war durch einen langsamen Destillationsprozess bei niedrigen Temperaturen so schonend, dass die Molekülketten komplett erhalten blieben.
Durch dieses Verfahren entsteht ein Öl, das aus ganz kleinen Ölmolekülen besteht, frei von Fettmolekülen und mit einer starken Durchdringungskraft ausgezeichnet ist. Es ist bemerkenswert, dass es wieder Unternehmen gibt, die dieses alte Wissen in unserer modernen Zeit wieder aufleben lassen. Die ätherischen Öle wurden in der »pharaonischen Medizin« zur Mumifizierung verwendet.

Exkurs über die Mumifizierung

Im alten Ägypten wurden Pharaonen oder hochstehende Bürger nach deren Ableben mumifiziert. Der Leichnam wurde gut gewaschen und anschließend das Gehirn über die Nasenlöcher entfernt. Nachfolgend goss man ein Salböl bestehend aus Harzen, Bienenwachs und Aromaölen in den Schädel. War dies vollbracht, wurde der Leichnam an der linken Seite aufgeschnitten, und die Balsamierer entnahmen einige innere Organe wie Leber, Lunge, Magen und Gedärme. Diese wurden nach einer speziellen Reinigung in eine sogenannte Kanope, die einem Horussohn gewidmet war, gelegt und darin aufbewahrt.
Der Bauchraum wurde mit Aromaölen und Palmwein gereinigt und mit Myrrhepulver gefüllt. Es folgte eine Trock-

nungsphase mithilfe von Natron. Dadurch wurde dem Körper die Feuchtigkeit entzogen, um einen Verfall zu vermeiden. Erst danach konnte die eigentliche Balsamierung beginnen.
Nach einer weiteren Waschung wurde erhitztes Salböl in den Körper hineingegossen und der Leichnam damit eingerieben. Dadurch wurde die Haut wieder geschmeidig. Mit konservierenden Harzen und Ölen wie Weihrauch, Zeder, Myrrhe, weitere Gewürze, vermischt mit Bienenwachs und manchmal Sägespänen, wurde der Bauchraum wieder aufgefüllt, um das Einfallen zu verhindern. In die Nasenöffnungen wurden teilweise in Salböle getränkte Tücher gestopft. Nachdem die Finger mit Schnüren umwickelt und der Bauchraum wieder verschlossen wurde, z. B. durch das Einnähen einer Wachsplatte oder bei hochstehenden Personen eines dünnen Goldblechs, wurde der balsamierte Leichnam in Leinentücher gewickelt, die mit Harzen befestigt wurden. Je nach Rangordnung gab es unterschiedliche

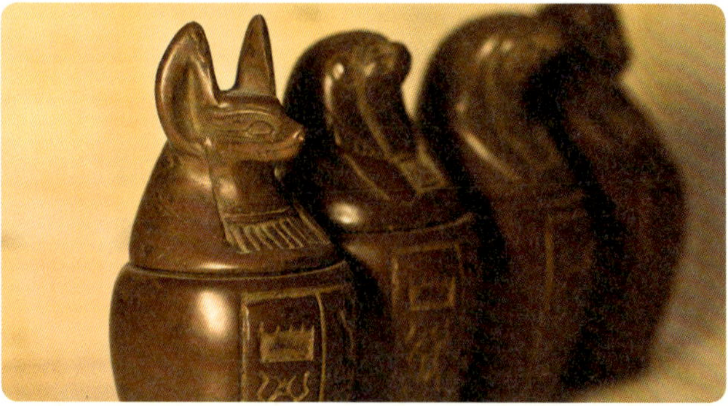

Preisklassen für diese Prozedur, die sich danach richtete, welche Substanzen zum Einsatz kamen. Neben den Königen und deren Gattinnen wurden auch Tiere z. B. Katzen mumifiziert, die man wie Götter verehrte.

Bereits zu alten Zeiten wusste man um die Kraft der Pflanzen und Öle zur körperlichen, mentalen, emotionalen Reinigung. Sie wurden auch angewandt, um den Geist zu erheben oder sich vor Krankheiten zu schützen. In Tempeln gibt es Aufzeichnungen und Darstellungen davon, wie Rituale zur Reinigung der verschiedenen Ebenen mit Ölen, Gesängen und Waschungen durchgeführt wurden.

In der Bibel ist das klassische Salböl eine Mischung aus Myrrhe, Zimt, Kalmus, Kassia und Olivenöl (2. Buch Mose 30, 23–25). Es wurde für rituelle Zwecke von Priestern verwendet – nicht aber beim gewöhnlichen Volk, das hätte als Gotteslästerung gegolten.

In Europa schrieb der griechische Arzt Pedanios Dioskurides (ca. 40–90 n. Chr.) das Buch »De materia medica«. Darin beschreibt er rund 1000 Arzneimittel, darunter 813 pflanzlicher, 101 tierischer und 102 mineralischer Herkunft sowie 4740 Anwendungsmöglichkeiten. Dieses Werk galt bis ins 17. Jahrhundert als das Basiswerk der Medizin. Er ist damit der Verfasser des ersten ernst zu nehmenden europäischen Buches dieser Art. Er diente unter Nero und Claudius als römischer Militärarzt. Zu damaliger Zeit war Dioskurides der bedeutendste Pharmakologe.

Im alten Rom nutzte man Öle, um z. B. politische Gebäude und Tempel zu reinigen. Auch in den Dampfbädern wurden sie eingesetzt, um das Immunsystem der Besucher zu stärken.

Auch in Frankreich hat sich eine lange Tradition der Verwendung von ätherischen Ölen, Pastillen aus Kräutern, Salben und Parfüms entwickelt. Diese Entwicklung wurde wohl auch von Maria Magdalena unterstützt. Sie war eine Schülerin von Jesus, Zeugin seiner Kreuzigung und besaß ein umfangreiches Wissen über die Heilkräuter und Öle. Nach dem Tod Jesu ließ sie sich in Frankreich nieder. Laut der »Legenda aurea« – einem weitverbreiteten, bis ins späte Mittelalter genutzten religiösen Volksbuch –, soll sie zusammen mit anderen auf einem segellosen Schiff ausgesetzt worden und damit in Frankreich angekommen sein. Dort hat sie wohl 30 Jahre lang das Wissen um die Pflanzen verbreitet.

In esoterischen Kreisen heißt es, dass Maria Magdalena, geschult im Umgang mit essenziellen Ölen, Jesus vor der Kreuzigung rituell die Füße mit kostbarem Nardenöl gesalbt und diese anschließend mit ihren Haaren getrocknet habe. Bibeltreue Christen meinen jedoch, dass die Salbung mit Nardenöl durch Maria, die Schwester von Martha, durchgeführt wurde, also einer anderen Person (Johannes 12,3).
In Frankreich angekommen wirkte Maria Magdalena, die auf Gemälden oft mit einem Ölbehältnis dargestellt wird, in Saintes-Maries-de-la-Mer. Ihre Reliquien befinden sich wohl bis heute in einer Kirche in der Provence.

In Frankreich traf das Ölwissen aus dem alten Ägypten auf das der Kelten. Die Kelten kannten ebenfalls die Heilkraft der Pflanzen. Bei ihnen wurden vor allem Bäume verehrt, und als Häuptlingsbäume mit besonderen Kräften galten z.B. Holunder, Eiche, Esche, Weide, Hasel, Birke, Kiefer und Zeder. Das Wissen um die Heilpflanzen, Kräuter und Öle wurde vom Meister an den Schüler weitergegeben. Es stand damit aber nur bedingt der breiten Masse zur Verfügung.

Hildegard von Bingen (1098–1179) hat der Welt einen Schatz an ganzheitlichem Wissen über Medizin, Musik, Religion, Ethik und Kosmologie hinterlassen. Sie hat mehrere Schriften verfasst, u. a. »Causae et Curae«, was so viel heißt wie »Ursachen und Heilungen«, ein Werk über die Entstehung verschiedener Krankheiten und deren Behandlung, und auch das »Liber subtilitatum diversarum naturarum creaturarum« (»Buch über das innere Wesen der verschiedenen Kreaturen und Pflanzen«). Sie war bereits zu ihren Lebzeiten sehr angesehen, und hochstehende Leute suchten ihren Rat.

Hier in Europa waren es zumeist die weisen Kräuterfrauen, die ihre Kräuter- und Ölkenntnisse von Generation zu Generation weitergetragen haben. Es gab Rezepte dafür, die Fruchtbarkeit zu steigern oder auch um Schwangerschaften abzubrechen. Für jene, die nicht in das Wissen um die Kräuter eingeweiht waren, mag sich dies wie Zauberei dargestellt haben. Aus den Kräuterfrauen wurden dann die Kräuterhexen gemacht. Wahrscheinlich 1272 fand die erste Hexenverbrennung in Toulouse statt. Die Hochzeit der Hexenverbrennung war im 17. Jahrhundert. Fast wäre dadurch das Wissen um die Öle und Kräuter ausgestorben.

René-Maurice Gattefossé (1881–1950) gilt als Vater der heute bekannten Aromatherapie. Er hatte selbst ein eindrucksvolles Erlebnis: Nach einer Explosion im Labor, bei der er sich massive Wunden zuzog, verwendete er pures Lavendelöl und konnte am eigenen Leib erfahren, wie schnell der Wundheilungsprozess nach der Behandlung einsetzte. Gattefossé bildete dann Marguerite Maury (1895–1968) aus, die Bücher zu Jugendlichkeit, Schönheit und Gesundheit mit ätherischen Ölen verfasste, und Jean Valnet (1920–1995), der beim Einsatz von ätherischen Ölen nach chirurgischen Eingriffen im Indochinakrieg (1950–1952) außerordentliche Erfolge als Arzt erlebte.

Schauen wir noch in einen anderen Kulturkreis – nach Asien. Bereits um 2800 v. Chr. wurde von Shennong ein Heilkräuterbuch verfasst, auf das sich bis heute Bücher der Traditionellen Chinesischen Medizin stützen. Die alte Schrift bezieht sich auf den Ackerbau und auf den medizinischen Nutzen vieler Heilkräuter. Und auch im Ayurveda entwickelte man ein tiefes Verständnis für die Wirkung von Pflanzen und Ölen. In der tibetischen Medizin finden wir ebenfalls ein ausgereiftes Gesundheitssystem, in dem Kräuter, Öle und Mineralien genutzt werden.

Man sieht, Menschen auf der ganzen Welt haben in ihrem jeweiligen Kulturkreis mit den Kräften aus der Natur erfolgreich gearbeitet, und auch in unserer christlich-westlichen Kultur wurde bei Feierlichkeiten und hohen Kirchenweihen gesalbt und geräuchert.

Da wir in unserem Kulturkreis am meisten mit der Bibel verbunden sind, folgt hier eine Auflistung, wie zu biblischen Zeiten Heilpflanzen verwendet und ihre ätherischen Öle gewonnen wurden. Die Gewinnungsmethoden sind allerdings nicht in der Bibel beschrieben, sondern in anderen historischen Aufzeichnungen zu finden.

Die Gewinnungsmethoden

Verwendung der frischen Pflanze

Nicht jede Pflanze verfügt über nutzbare ätherische Öle, kann aber dennoch eine gute Heilpflanze sein, hier können z.B. die Heilpilze angeführt werden. Die Konzentration von ätherischen Ölen in frischen Pflanzen macht lediglich einen Anteil von 1–2 % aus. Wenn man z.B. einen frischen Pflanzensaft zu sich nimmt, sind alle Bestandteile in dem Auszug enthalten, aber der Anteil an ätherischem Öl ist eben sehr gering.

Kräuter wie Pfefferminze und Majoran wurden auch frisch geschnitten in den Tempel gebracht und auf dem Steinboden ausgelegt. Sind die Menschen darüber gelaufen, entwich das ätherische Öl und reinigte und erfrischte die Luft.

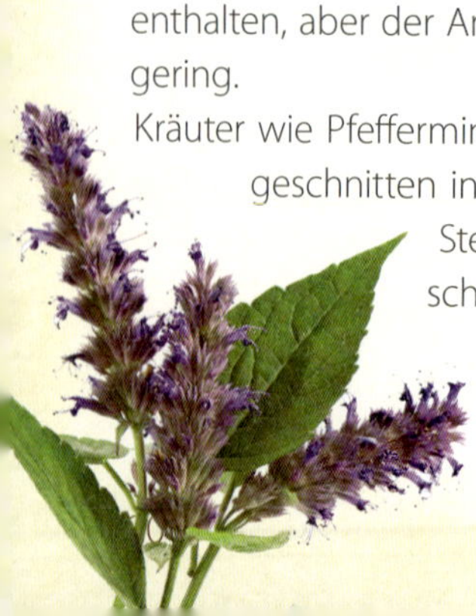

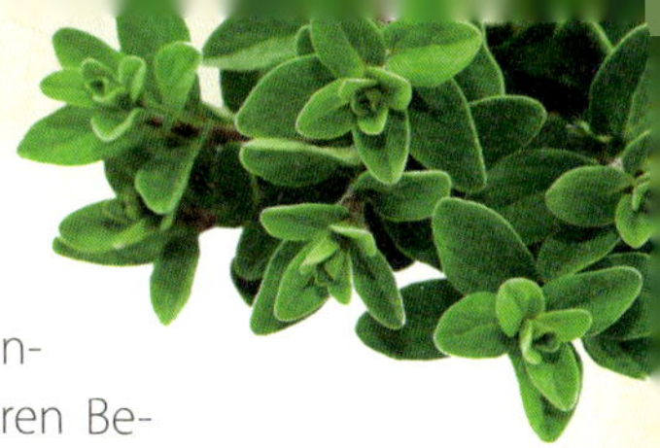

Getrocknete Kräuter

In den getrockneten Kräutern finden sich die schweren molekularen Bestandteile der Pflanze in konzentrierter Form wieder. Die ursprünglichen ätherischen Öle haben sich jedoch zu 95 % verflüchtigt. Der Vorteil von getrockneten Kräutern liegt darin, dass sie lange haltbar sind und sich quasi in einem Schlummerzustand befinden. Durch Zerbröseln oder als Tee werden die Ihnen innewohnenden Kräfte wieder aufgeweckt und können genutzt werden.

Dampfdestillation

Beim Vorgang der Destillierung wird das ätherische Öl einer Pflanze zwischen 50–2000-fach konzentriert. Bei der Destillierung von Rose oder Melisse ist die Konzentration sogar ca. 5000-fach. Das bedeutet, dass solche Destillate sehr kraftvolle Essenzen sind, jeder Tropfen ist eine Kostbarkeit. Die Dampfdestillation wurde in Babylon, China, Indien, Ägypten und bei den Sumerern bereits um 3500 v. Chr. angewendet. Eines der ältesten Öle, das so hergestellt wurde, ist das Zedernholzöl, etwas später Destillate von Weihrauch und Myrrhe. Diese puren, konzentrierten ätherischen Essenzen wurden für die Anwendung mit einem Trägeröl vermischt.

Exkurs: Immer wieder gab es in der Geschichte der Menschheit Zeiten, in denen das Wissen um die Öle und die Dampfdestillation verloren gingen. So auch in der Zeit um 500 n. Chr. Erst Jahrhunderte später holte der persische Arzt und Wissenschaftler Avicenna (980–1037) das Wissen über die Destillation wieder hervor und spezialisierte sich auf die Herstellung und Verwendung von Rosenöl und Rosenhydrolat. Die Destilliergeräte von damals waren aus Ton oder Stein, Materialien, die, chemisch gesehen, neutral sind und mit den Ölen nicht reagieren. Das Destillieren von Rosenöl ist bis heute im arabischen Raum erhalten geblieben.

Mazeration

Bei der Mazeration werden die Pflanzen in ein Gefäß gegeben und mit einem fetten, schweren Öl übergossen, um die fettlöslichen Bestandteile der Pflanzen herauszulösen. Die Ägypter verwendeten hierzu vor allem Rizinusöl, aber auch tierische Fette von Gänsen, Rindern, Nilpferden und Krokodilen. Die Hebräer nahmen dafür Ziegenfett und Olivenöl. Beliebt war eine Technik, bei der das Öl erwärmt und über das Pflanzengut gegossen wurde. Es musste dann tage- oder wochenlang ziehen und im Anschluss durch Leinentücher gefiltert werden. War das Öl noch zu schwach, konnten neue Pflanzenteile hinzugefügt werden, und der Prozess begann von Neuem, bis die gewünschte Stärke des Salböls erreicht

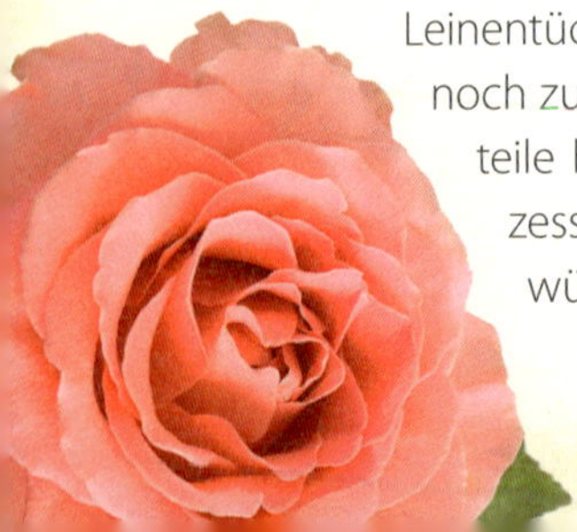

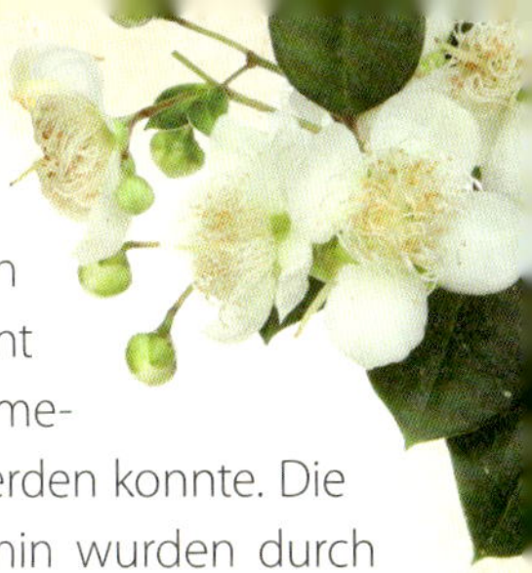

war. Durch die Mazeration wurde ein Ölgemisch erzeugt, das bereits verdünnt war und für Salbungen, Massagen oder medizinische Anwendungen verwendet werden konnte. Die Essenzen sehr zarter Pflanzen wie Jasmin wurden durch Kaltmazeration gewonnen, da sie keine Hitze vertragen und dadurch zerstört worden wären.

Pressöle

In biblischen Zeiten wurde Olivenöl als Pressöl durch Druck auf die Frucht gewonnen. Unter den ätherischen Ölen sind alle Zitrusöle Pressöle, da sie aus den Schalen der Früchte gewonnen werden. Die Zitrusfrüchte sind aber erst ca. 1000 Jahre n.Chr. in Europa und in den Mittleren Osten eingeführt worden. Deshalb sind Zitronen nicht in der Bibel genannt. In China wurden Zitrusfrüchte bereits vor 4000 Jahren kultiviert.

Enfleurage

Das Auspressen von Ölen war in der biblischen Zeit nicht die bevorzugte Variante, aber man nutzte auch eine Technik, bei der Mazeration und Pressen kombiniert wurden. Hierbei wurden z.B. Blütenblätter der Rose in Öl gelegt und mit einem schweren Stein gerollt. Durch das Gewicht des Steins lösten sich die kostbaren Duftöle aus den Blütenblättern, und man konnte den Prozess der Ölgewinnung beschleunigen. Dieses Vorgehen wird Enfleurage genannt.

Infusion

Auch hier war die Mazeration wieder die Basis, d.h., Pflanzenteile wurden in Öl eingelegt und dann z.B. über dem Feuer oder in der Sonne erhitzt. Dadurch beschleunigte man das Herauslösen der fettlöslichen ätherischen Öle. Besonders Fette, die bei Zimmertemperatur eine feste Konsistenz hatten, wurden bevorzugt auf diese Weise bearbeitet, da man nach dem Abkühlen eine Salbe hatte.

Räuchern

In Räucherpfannen wurde Räucherwerk wie Weihrauch, Myrrhe, Onycha, Galbanum zum Desinfizieren von Räumen verwendet, was zu biblischen Zeiten eine gängige Vorgehensweise war. In Tempeln wurde durchgehend geräuchert, zum einen, um eine Atmosphäre der Anbetung zu schaffen, aber auch, um Seuchen vorzubeugen. Im 2. Buch Mose 30, 34–36 steht geschrieben, wie Mose die Anweisung zum Räuchern gab, um eine Plage oder Seuche vom Volk abzuwenden. Es wurden auch kleine belüftete Rauchfässer verwendet, in denen Kohle glühte, um so direkt oder mittels eines Einlegebodens ätherische Öle, Gewürze oder Harze zu verräuchern. Das Behältnis war an einer Kette angebracht und wurde geschwenkt. Noch heute wird diese Form der Räucherung in katholischen Kirchen vollzogen.

Es wurde auch eine andere Räuchertechnik angewendet, das sogenannte »Smudging«. Hierbei wurde zu therapeutischen Zwecken Rauch von schwelenden Räucherbündeln auf spezielle Körperbereiche geblasen. Auch zur energetischen Reinigung wurde entlang der Wirbelsäule über den Kopf bis hinunter zu den Füßen geräuchert. Diese Art der Räucherung wandten speziell die Indianer an. Diese Praxis hat bis in unsere Zeit überdauert. Aber auch bei den Ägyptern, Griechen oder Römern wurde das gezielte Pusten auf spezielle Körperstellen mit heilendem Räucherwerk vollzogen. Diese Anwendung kennen wir auch von Schamanen aus Südamerika.

Hebammen legten heiße Kohlen unter die Betten oder unter Geburtsstühle, um die Frauen in einen beruhigenden Rauch einzuhüllen. Myrrhe wurde dabei gern als unterstützendes Harz verräuchert, das die Geburt vorbereiten und den Geburtsvorgang erleichtern sollte.

Moxibustion

Bei der Moxibustion wurde Beifußkraut zu kleinen Kegeln geformt und auf bestimmten Körperakupunkturpunkten zur allgemeinen Stärkung abgebrannt. Diese Technik wurde bereits ca. 140 v. Chr. als Heilmethode in der Traditionellen Chinesischen Medizin (TCM) angewendet und findet bis heute Einsatz. Über die Seidenstraße, die ein bedeutender Handelsweg war, gelangte auch das Heilwissen nach Europa.

Wer noch mehr über die Gewinnungsmethoden erfahren möchte, dem sei das Buch von Dr. David Stewart und Holger Grimme »Heilende Öle der Bibel« empfohlen.

Die Qualität der Öle

Später widmen wir uns speziell einigen ätherischen Ölen, die in der Bibel genannt sind. Daher hier noch ein paar Worte, damit Sie die unterschiedlichen Qualitäten von Ölen künftig besser beurteilen können.

Weltweit gibt es nur ganz wenige Hersteller, die heute noch ätherische Öle mit allen Wirkbestandteilen produzieren. Von Ansaat, Pflege, Ernte bis zur Destillation müssen bestimmte Voraussetzungen eingehalten werden, um ein Öl in seiner ursprünglichen Form zu erhalten, das auch die vollständige »Chemie« der Pflanze bewahrt. Nur diese höchste Qualitätsstufe beinhaltet die natürliche Ordnungsstruktur, die sich auf den Anwender überträgt und ihn in ein harmonisches Frequenzfeld erhebt. Diese vollständigen Öle haben ein ganzheitliches Wirkspektrum auf den Körper, die Emotionen und auf die spirituelle Ebene. Wenn in diesem Buch Öle genannt sind, dann bezieht sich dies immer auf diesen Qualitätsstandard.

In einem Tropfen essenziellen ätherischen Öls sind ca. 40 Brd. Moleküle enthalten, eine schier unvorstellbare Größenordnung. Laut Dr. David Stewart und Holger Grimme enthält ein Tropfen ätherisches Öl genug Moleküle, um jede Zelle in unserem Körper (insgesamt 100 Trillionen) mit 40.000 Molekülen zu bedecken. Mit dem Hintergrundwissen, dass nur ein Molekül der richtigen Art ausreicht, um einen Zellrezeptor zu öffnen, mit der DNA zu kommunizieren und eine Zellfunktion zu verändern, könne man erkennen, warum sogar die Inhalation einer kleinen Menge von Öldampf tief greifende Auswirkungen auf den Körper, den Geist und die Emotionen habe.[1]

Die Einteilung der Öle

Die Bezeichnung »ätherisches Öl« ist kein geschützter Begriff. Generell unterteilt man die Öle in unterschiedliche Kategorien:

Naturbelassene Öle

Naturbelassene Öle sind direkt aus der Pflanze gewonnene ätherische Öle, also ein zu 100 % reines ätherisches Öl.
Auf dem Etikett ist angegeben:

- die Pflanze, aus der das Öl gewonnen wird (Stammpflanze)
- die entsprechenden Pflanzenteile (Wurzel, Frucht, Schale, Blüte, Blatt)
- der Chemotyp der Pflanze, d. h. die natürliche Zusammensetzung des Öls (z. B. Linalool, Limonen, etc.)
- Chargennummer, mit der Sie beim Hersteller biochemische und physikalische Analysen erfragen können

1 Vgl. Steward, Dr. David; Grimme, Holger: »Heilende Öle der Bibel«, Inspire International, Wallenfells 2007, S. 43

All das sagt aber z. B. noch nichts darüber aus, wie der Destillationsprozess durchgeführt wurde: schnell und heiß oder langsam und mit niedrigen Temperaturen. Somit kann es sich zwar um ein hochwertiges, 100 % reines Öl handeln, die therapeutische Wirksamkeit muss aber trotzdem nicht vorhanden sein.

Essenzielle ätherische Öle mit allen Wirkbestandteilen

Diese Öle sind naturbelassene, 100 % reine ätherische Öle, die noch zusätzliche Qualitätsmerkmale aufweisen:

Anbau: Die Pflanzen werden vom Samen gezogen (daher sind die Pflanzen widerstandsfähiger als die, die von einer Mutterpflanze vervielfältigt werden) und wachsen auf Böden, die noch nie mit Kunstdünger bearbeitet wurden. Außerdem wirkt es sich günstig auf die Qualität des Öls aus, wenn die Anbaugebiete fernab von größeren Städten oder Industrieanlagen der Zivilisation liegen, um die Schadstoffe, die uns in unserem heutigen Leben umgeben, niedrig zu halten. Es werden keine Pestizide oder Herbizide eingesetzt. Ich, Karin Opitz-Kreher, habe 2014 die Lavendelernte in der Provence besucht und dort erfahren, dass z. B. bei Befall der Lavendelpflanze mit einem speziellen Schädling diese mit Lehm besprüht wird, der den Käfer erstickt. Es werden aber keine Chemikalien eingesetzt.

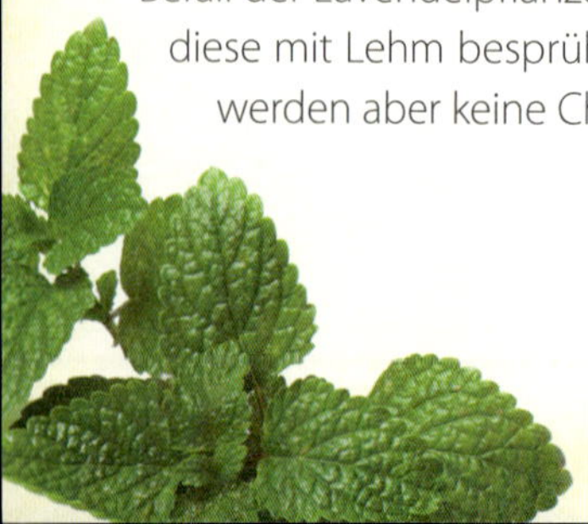

Ernte: Bei der Ernte wird je nach Pflanzenart der optimale Reifezustand abgewartet. Es wird nicht zum wirtschaftlich günstigsten Zeitpunkt geerntet, sondern dann, wenn qualitativ das bestmögliche Öl herzustellen ist. Auch die geistige Haltung der Erntearbeiter hat Einfluss auf das Endergebnis. Wenn z. B. Streitigkeiten während der Ernte zwischen Arbeitern bestehen, dann kann das energetisch gemessen werden, und ein solches Öl hat nicht die gleich hohe Frequenz wie ein Öl, das in Harmonie hergestellt wurde. Wir denken hier auch an die Beobachtungen, die Masaru Emoto (1943–2014) dokumentiert hat, wie sich Worte, Musik und Gedanken auf Wasser oder unser Blut auswirken und harmonische oder disharmonische Kristalle ausbilden. Ätherische Öle sind das Blut der Pflanzen, und es ist nachvollziehbar, dass auch dieses auf Harmonie oder Zerstörung reagiert. Auch die Ruhephasen der Pflanzen sind von Schnitt bis Destillation unterschiedlich und werden berücksichtigt, damit die Pflanze die Wirkstoffe wieder konsolidieren kann. Manche Pflanzen ruhen tagelang – der Palo Santo z. B. sogar mehrere Jahre lang –, bis sie destilliert werden können, um eben das bestmögliche Öl zu bekommen.

Destillationsprozess: Und dann ist auch der Destillationsprozess entscheidend, ob es sich um ein ätherisches Öl mit allen Wirkbestandteilen handelt oder nicht. Es wird mit wenig Druck bei niedrigen Temperaturen langsam destilliert, wobei Temperatur und Dauer davon abhängen, welche Pflanze und welche Bestandteile (Blüten, Harze, Rinde, Wurzel) verarbeitet werden.

Das alles sind Kriterien, die sich von der kommerziellen Vorgehensweise abheben. Seien Sie deshalb achtsam, wenn Ihnen ein angeblich hochwertiges Öl zum Schleuderpreis angeboten wird. Hohe Qualität hat auch ihren Preis.

Natürliche Öle

Natürliche Öle bestehen aus verschiedenen natürlichen Komponenten, werden aber nicht nur aus einer Pflanze gewonnen. Sie dürfen keine synthetischen Zusätze enthalten.

Natürliche/naturidentische Öle

Sie sind eine Mischung aus natürlichen Ölen und synthetischen Ölen.

Naturidentische Öle

Sie haben ein naturreines Öl als Vorbild, sind aber synthetisch nachgebildet und in ihrer Struktur wesentlich einfacher als ein naturreines Öl. Sie riechen ähnlich wie ein natürliches Öl. Ein naturreines Rosmarinöl hat z.B. an die 150 einzelne Bestandteile, das nachgebaute naturidentische Öl nur 10–15.

Synthetische Öle

Sie haben kein natürliches Öl als Vorbild, sondern sind sogenannte Designeröle und auf bestimmte Geruchsvorstellungen hin entworfen. Hier ist auch fast nichts Natürliches enthalten. Es können hier sogar unerwünschte gesundheitsschädigende Effekte eintreten.

Die chemischen Bestandteile der Öle

Ätherische Öle haben ein Bouquet aus vielen verschiedenen chemischen Bestandteilen, die sich aus Kohlenstoff, Wasserstoff oder Sauerstoff zusammensetzen. Es ist ein Irrglaube, man könne für optimale Ergebnisse einzelne Wirkstoffe aus einer Pflanze isolieren. Die Gesamtheit aus Bitterstoffen, Enzymen, Gerbstoffen, Schleimstoffen, Saponinen, Lecithinen, Mineralstoffen und den ätherischen Ölen einer Pflanze macht die Wirksamkeit aus. Und nur diese Gesamtheit ergibt diesen vollen, runden, harmonischen und absolut authentischen Geruch mit der hohen Wirksamkeit. Es ist spannend, das ätherische Öl einer Pflanze in unterschiedlichen Qualitätsstufen nebeneinander zu riechen. Wenn man die höchste Qualität einmal gerochen hat, wirken die anderen Öle flach. Manchmal riechen sie sogar stechend, oder man hat das Bedürfnis, die Nase wegzuziehen.

An dieser Stelle wollen wir die wichtigsten chemischen Verbindungen der ätherischen Öle näher betrachten, um zu verstehen, warum Öle so wirksam sind.

Exkurs in die Chemotypen der ätherischen Öle:
Öle können aus den gleichen Pflanzen gewonnen werden, aber komplett andere biochemische Zusammensetzungen haben. Durch unterschiedliche Standort- und Klimabedingungen kann die Pflanze unterschiedliche Inhaltsstoffe entwickeln, die nur gaschromatografisch festgestellt wer-

allem: Zeder, Vetiver, Narde, Sandelholz, Schwarzer Pfeffer, Patschuli, Myrrhe und Ingwer. In kleineren Mengen werden sie auch in Galbanum, Onycha, und Weihrauch gefunden.

Zusammengefasst kann man sagen, dass ein besserer Austausch zwischen Hormonen, Neurotransmittern und Peptide stattfindet, wenn durch die Phenylpropane die Rezeptoren gereinigt werden. Durch die Wirkungen der Bestandteile lässt sich erklären, warum die essenziellen Öle so wirksame Helfer sind.

Waren die Öle früher teilweise nur bestimmten Gesellschaftsschichten zugänglich, so haben wir heute den Luxus, dass jedermann sich mit diesen Ölen umgeben kann. Aber die echten und ursprünglichen Öle sind auch heute noch sehr kostbar und sollten mit Sorgfalt und Bewusstheit eingesetzt werden.

Die Öle, die in diesem Büchlein näher beschrieben werden, sind die sogenannten Öle aus den alten Schriften. Wir sagen umgangssprachlich »Bibelöle« dazu, aber die Pflanzen und Öle sind auch in alten Aufzeichnungen anderer Kulturen erwähnt. Wir werden bei der näheren Betrachtung der einzelnen Öle auch die unterschiedlichen Länder und die damaligen Gepflogenheiten ansprechen.

Das Wissen um die Öle findet, wie erwähnt, schon seit langer Zeit Anwendung. Die genannten Einsatzgebiete der Öle sind alte, überlieferte Informationen und wurden teilweise noch nicht durch aktuelle Studien bewiesen. Aktuell werden aber immer mehr Studien zu essenziellen Ölen durchgeführt. Viele davon finden Sie im Internet unter www.pubmed.com. Wenn Sie selbst recherchieren wollen, geben Sie dort einfach »essential oils« und den jeweiligen Namen der Pflanze (es muss der lateinische oder englische Pflanzenname verwendet werden) ein. Diese Seite ist eine wahre Fundgrube!

Einige der nun folgenden Öle zeichnen sich auch dadurch aus, dass sie einen hohen antioxidativen Wert, den sogenannten ORAC-Wert haben. Je höher dieser Wert ist, desto mächtiger wirkt das essenzielle Öl als Radikalfänger. ORAC steht für Oxygen Radical Absorption Capacity. Soweit uns ORAC-Werte zur Verfügung standen, haben wir sie auch aufgeführt.

Und noch ein praktischer Tipp zur Anwendung: Der sicherste und beste Ort für das Auftragen von ätherischen Ölen sind Fußsohlen und die Handflächen, gerade dann, wenn Sie noch unerfahren mit der Wirkung der Öle sind. Diese Art der Anwendung bringt folgende Vorteile:

- Die Hautbeschaffenheit erlaubt einen schnellen Transport der Öle in jede Körperzelle. Die Reflexzonen des Körpers sind an Fußsohlen und Handflächen vorhanden, d. h. Sie können über diese Bereiche den ganzen Körper erreichen.
- Zusätzlich ist die Haut an diesen Stellen im Vergleich z. B. zur Innenseite der Arme eher unempfindlich. Für

sensitive Menschen eignet es sich also sehr gut, die ätherischen Öle verdünnt mit einem Trägeröl auf Fußsohlen und Handinnenseiten aufzutragen.

- Da die Haut an Fußsohlen und Handflächen sehr durchlässig ist, braucht man hier auch nur kleine Mengen ätherischen Öls (1–2 Tropfen), um eine gute Wirkung erzielen zu können. Würde man die ätherischen Öle z. B. auf Bauch und Oberschenkel auftragen, bräuchte man eine viel höhere Menge an ätherischem Öl, um eine vergleichbare Wirkung zu erreichen.

Verbleiben Reste auf der Handinnenfläche oder auf den Fingern, können Sie diese nach der Anwendung auch gut am Ohr einkneten, da wir dort weitere Reflexzonenpunkte besitzen. (Ätherische Öle nie ins Ohr geben, immer nur außen auftragen und einmassieren!)

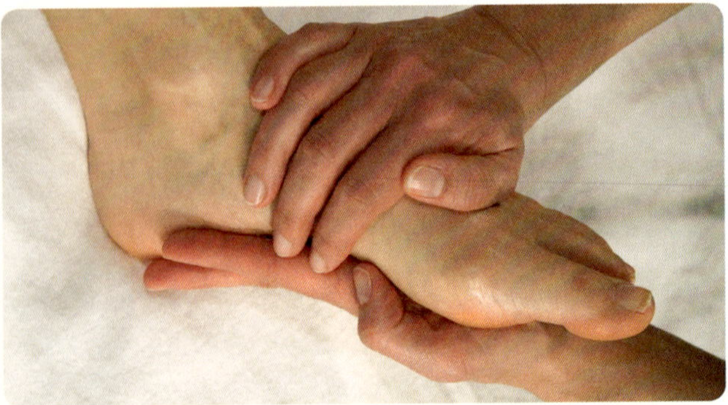

12 Öle aus der Bibel

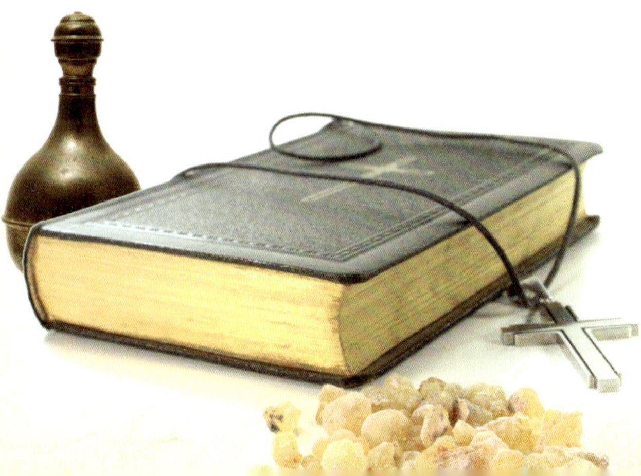

Psalm 45,8:
»Du liebst das Recht und verabscheust das Unrecht; darum hat Gott dich zum Herrscher berufen, dein Gott hat dir mehr Ehre und Freude gegeben als allen, die zu dir gehören. Nach Myrrhe, Zimt und Aloes (Sandelholz) duften alle deine Gewänder. Um dich zu erfreuen, erklingt Musik aus deinen mit Elfenbein verzierten Palästen.«

CASSIA/ZIMTKASSIE (Cinnamomum cassia)

Cassia in der Geschichte

Zimtkassie zählt zu den ältesten Gewürzen, die gezielt eingesetzt wurden. So fand es z. B. in der Monografie »Shennong bencao jing« des »göttlichen Bauern« Shennong 2800 v. Chr. Erwähnung. Auch im »Pen Tsao« findet es sich, einem sehr umfangreichen Werk der chinesischen Medizin, das alle Pflanzen, Tiere, Mineralien und andere Substanzen auflistet, die einen medizinischen Nutzen bringen. Dieses Buch wurde zu Zeiten der Ming-Dynastie geschrieben. Weitere wissenschaftliche Nachweise zur Wirkung von Zimtkassie wurden im 4. und 3. Jahrhundert v. Chr. in China erbracht. Zimtkassie wird aus der Rinde von Bäumen gewonnen, die der Lorbeerbaumfamilie an-

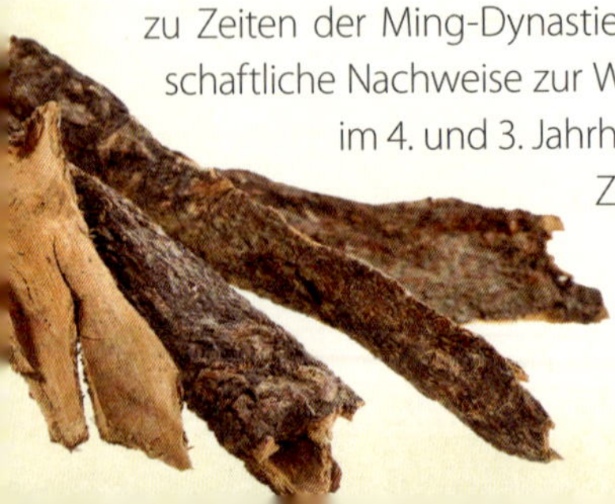

gehören. Das sind immergrüne Bäume, die bis zu 18 Meter hoch wachsen können.

Cassia hat eine lange biblische Tradition. In der Bibel tritt es als Gewürz unter dem Namen »quesiah« auf. In Ägypten war es bekannt für die Eindämmung von Epidemien. Deshalb hat Gott Moses vor dem Auszug aus Ägypten auch befohlen, Myrrhe, Zimt, Olivenöl und Binsen aus Ägypten mitzunehmen. Außerdem wurde es 1600 v. Chr. in einer der ältesten medizinischen Aufzeichnungen, das 877 Rezepte und Verordnungen enthält, dem altägyptischen »Papyrus Ebers«, erwähnt. Cassia wurde wegen seiner starken antibakteriellen Wirkung sehr geschätzt. Ebenso verwendete man es bei Räucherungen zum Zwecke der Tempelreinigung.

Die Griechen und Römer wurden von arabischen Gewürzhändlern beliefert, die nicht die Herkunft von Cassia preisgeben wollten. Im 16. Jahrhundert war die Suche so enthusiastisch vorangetrieben worden, dass sie einer der Hauptanlässe für die Portugiesen wurde, in See zu stechen. Dabei entdeckten sie Länder wie Indien und Sri Lanka. Den Holländern gelang es, Sri Lanka, damals Ceylon, 150 Jahre lang in Besitz zu nehmen und den Cassiahandel zu monopolisieren. Die Holländer systematisierten den Anbau von Zimtkassie um 1770, wodurch das Gewürz auch im Westen zugänglicher und preiswerter wurde.

Cassia hat auch eine aphrodisierende Wirkung. So nannte Plinius der Ältere (ca. 23–79 n. Chr.) in seinem Werk »Naturalis

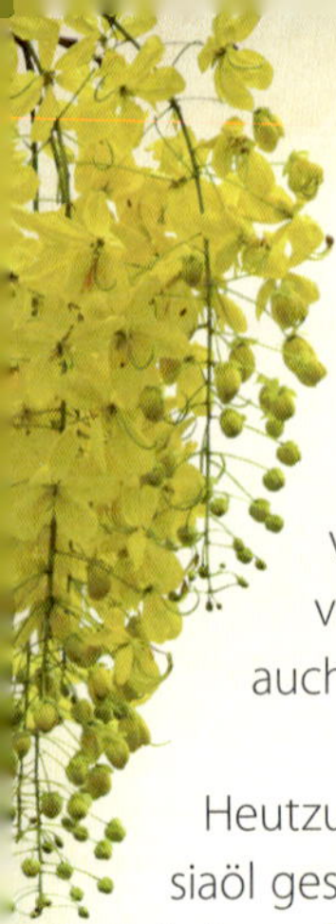

historia« Zimt als ein Bestandteil für ein Männerparfüm. Außerdem wurde es oftmals benutzt, um die Bettwäsche zu aromatisieren. Aber aufgepasst: Im »Buch der Sprüche« in der Bibel wird vor Frauen gewarnt, die ihr Bett auf diese Weise verlockend machen! Vielleicht gehört das Cassiaöl auch deshalb zu den »Ölen der Freude«.

Heutzutage werden Süßigkeiten und Getränke mit Cassiaöl geschmacklich aufgewertet. Wegen seiner stark antibakteriellen Eigenschaft wird Cassia auch gern in Produkten zur Mundhygiene verwendet.

Botanische Familie: Lauraceae (Lorbeer)
Extraktionsmethode: Dampfdestillat von der Rinde. Cassia ist dem Aroma von Zimt sehr ähnlich. Die chemische Struktur unterscheidet Cassia und Zimt allerdings stark voneinander.
ORAC: 15.170 µmol TE/100 g
Hauptbestandteile: Trans-Cinnamaldehyde, Trans-O-Methoxycinnamaldehyde, Cumarin, Cinnamyle, Acetate

Cassia enthält ca. 80 % Phenylpropane und zählt aus diesem Grund zu den »heißen« Ölen. Man sollte es also immer mit einem neutralen Öl verdünnen, wenn man es am Körper auftragen möchte.

Vorsicht: Das Öl nicht als Badezusatz verwenden. Es könnte Verbrennungen oder Blasen verursachen!

Die Phenylpropane verstärken unsere elektromagnetische Frequenz, was einen positiven Effekt auf die körperliche und spirituelle Ebene hat.

Cassia wurde in der Volksmedizin für folgende Eigenschaften geschätzt

- stark reinigend, antibakteriell, antiviral, antifungal, antiinflammatorisch (= entzündungshemmend)

Da es ein »heißes« Öl ist, ist es bei allen Kälteempfindungen wie Frösteln schön wärmend.

Cassia wirkt massiv reinigend auf unser Energiefeld. Es ist, als wenn emotionale Belastungen durch das Feuer von Cassia verbrannt werden. In feinstofflichen Messungen mit einem Aura- und Chakramessgerät konnten wir sehen, wie sich das Feld verändert und wie kleine rote Flammen in die Aura kommen, sobald mit Cassia gearbeitet wird. Es klärt das Energiefeld.

Anwendungsmöglichkeiten

Wer am Morgen Startschwierigkeiten hat, kann 1 Tropfen Cassia verdünnt mit neutralem Öl auf die Fußsohlen geben oder einfach aus dem Ölfläschchen inhalieren. Dies wirft unseren inneren Motor an.

Bitte aufpassen: Das Öl darf nicht ins Gesicht gelangen, es brennt sonst! Wenn Sie es ablöschen müssen, nehmen Sie bitte immer ein fettes Öl z.B. Olivenöl. Versuchen Sie nie, es mit Wasser wegzuwaschen. Wasser, besonders warmes Wasser, verstärkt die Wirkung. Denken Sie einfach an den Chilieffekt. Wenn Sie eine scharfe Chili essen, schmeckt diese auch schärfer, wenn Sie Wasser dazu trinken!

Anwendung für den Alltag

- Verdünnen Sie Cassia unbedingt mit neutralem Trägeröl im Verhältnis 1:4, wenn es auf die Haut aufgetragen wird. Dann verteilen Sie es auf den Chakren- oder den Reflexzonenpunkten.
- Sie können es pur im Ultraschallvernebler diffundieren oder von der Hand inhalieren, aber auch hier ist Vorsicht geboten. Das pure Öl kann die Nasenschleimhaut reizen.

Kleine Übung für den Alltag

Sie merken, Sie haben kalte Füße, speziell in der kalten Jahreszeit? Nehmen Sie 1 Tropfen essenzielles Cassiaöl, und verdünnen Sie es mit neutralem Trägeröl. Energetisieren Sie die Mischung in der Handfläche, und tragen Sie es auf die Fußsohlen auf. Bald wird eine angenehme Wärme von den Füßen aufsteigen.

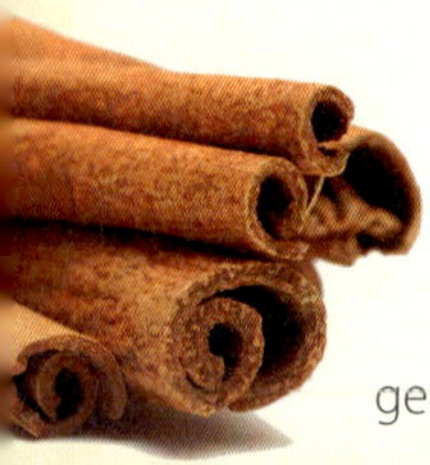

Cassia ist auch ein Öl, das helfen kann, wieder zu Kräften zu kommen, wenn man über seine körperlichen Grenzen gegangen und maßlos erschöpft ist. Tragen Sie es hierfür morgens verdünnt auf die Fußsohlen auf.

2. Buch Mose 30,34–35:

»Weiter sagt der Herr zu Mose: ›Besorge dir wohlriechende Stoffe: Stakte (Myrrhe), Onyx, Galbanum, Gewürzkräuter und reines Weihrauchharz. Nimm von jedem die gleiche Menge und lass daraus die Mischung für das Räucheropfer bereiten. Füge auch etwas Salz hinzu und verwende nur reine Stoffe.‹«

GALBANUM (Ferula galbaniflua)[2]

Galbanum in der Geschichte

Galbanum ist eine Art Riesenfenchel und gehört zu den Doldenblütlern. Wenn es in Wurzelnähe eingeschnitten wird, tritt das Gummiharz aus. Galbanum ähnelt sehr der Ferula foetida, einer Pflanze, deren Harz in der ayurvedischen Medizin als Asafötida bekannt ist und die die sogenannten drei Doshas – Kapha, Pitta, Vata – ausgleicht.

Im alten Ägypten wurde Galbanum bei religiösen Zeremonien und zum Einbalsamieren genutzt. In alten Stoffbinden von Mumien konnte man Spuren von Galbanum nachweisen. Auch mochten die Ägypter Galbanum als Fixieröl in verschiedenen Parfüms, und es wurde geschätzt für seinen

2 Öle aus Galbanum und Narde dürfen mittlerweile nicht mehr weltweit gehandelt werden, da die Pflanzen unter Naturschutz stehen. Zurzeit sind sie also nicht erhältlich.

guten Duft und den therapeutischen Nutzen. Die Hebräer benutzten Galbanum in ihren Salben bei Hautkrankheiten, Abszessen und bei der Narbenheilung.
In der Bibel ist Galbanum genannt für Rezepte für heilige Rauchopfer zu Ehren Gottes, und es durfte nicht für weltliche Zwecke eingesetzt werden. Galbanum wurde auch die Qualität zugesprochen, vor Dämonen zu schützen. Dioskurides und Plinius der Ältere schätzten seine krampflösende, harntreibende, beruhigende und das Nervensystem dämpfende Wirkung. Als sogenanntes Mutterharz wirkt es stärkend auf die weiblichen Unterleibsorgane.

Laut dem Alten Testament und alten ägyptischen Schriften war es wegen seiner medizinischen und spirituellen Qualitäten hoch geschätzt. In Indien und dem Iran wächst die Pflanze besonders gut. Heutzutage wird dort das Harz in Form von Pflastern verwendet, um Schlangen- und Insektenbisse zu behandeln. Die klassische Homöopathie empfiehlt es bei rheumatischen Beschwerden.

Spirituell unterstützt uns Galbanum dabei, die Konzentration aufrechtzuerhalten, und es verstärkt die Energien. Zudem ist es hilfreich zum Ausgleichen von extremen Emotionen. Zusammen mit Weihrauch und Sandelholz angewendet, katapultiert Galbanum uns in höhere Frequenzbereiche. Galbanum ist mit einem Anteil von ca. 70–80 % reich an Monoterpenen.

Botanische Familie: Apiaceae oder Umbelliferae (Doldenblütler)
Extraktionsmethode: Dampfdestillat vom Harz
ORAC: 26.200 µmol TE/100 g
Hauptbestandteile: Alpha-Pinene, Beta-Pinene, Delta-3-Carene, Myrcene, Sabinene

Galbanumöl wurde in der Volksmedizin für folgende Eigenschaften geschätzt

- antiseptisch, leicht antispasmotisch, entzündungshemmend, kreislaufstimulierend, die Verdauung harmonisierend, hilfreich bei nervösen Anspannungen, bei der Narbenbehandlung sowie bei der Anregung von Leber und Galle, allgemein harmonisierend und ausgleichend, gut bei bakteriellen Hautproblemen

Bei Panikattacken wirkt es beruhigend und stressreduzierend. Emotional/spirituell fördert Galbanum das Vertrauen in die eigenen Gefühle und in die Intuition. Es erhöht das spirituelle Bewusstsein und die Qualität der Meditation.

Anwendungsmöglichkeiten

Tragen Sie 2–4 Tropfen pur auf die gewünschte Stelle bzw. auf die Chakren oder die Fußreflexzonenpunkte, oder inhalieren Sie es von der Hand bzw. diffundieren Sie es im Ultraschalldiffusor.

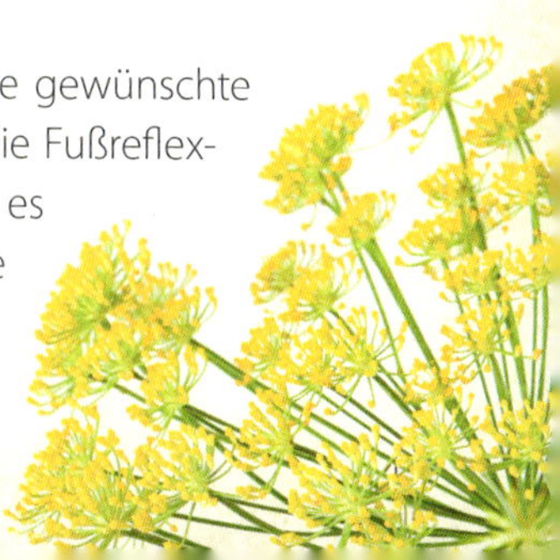

Kleine Übung für den Alltag

Die Leber ist wie eine große Fabrik – viele Stoffwechselvorgänge, Hormonvorgänge laufen über sie. Die Leber hilft, die fettlöslichen Giftstoffe wieder auszuscheiden, und ist in unserer zivilisierten Welt mit unserem Lebens- und Ernährungsstil stark gefordert. Auch emotional belastet die Leber einiges – der Volksmund nennt »die Laus, die über die Leber läuft«, wenn man sich sehr ärgert. Es tut daher gut, wenn wir Anwendungen machen, die die Leber entlasten. Tragen Sie 1 Tropfen Galbanum direkt auf den Bereich der Leber (unterhalb des rechten Rippenbogens) auf. Sehr unterstützend ist es immer, den Duft eines essenziellen Öles noch von der Hand zu inhalieren. Geben Sie die Hände vor die Nase, und atmen Sie den Duft tief ein. Spüren Sie in den Bereich unter dem rechten Rippenbogen nach, wie sich diese Gegend nach der Anwendung anfühlt. Wenn Sie zusätzlich eine warme Kompresse (Tuch unter warmes Wasser halten und auflegen, trockenes Tuch darüber) benutzen und sich hinlegen, kann sich die entspannende Wirkung noch verstärken.

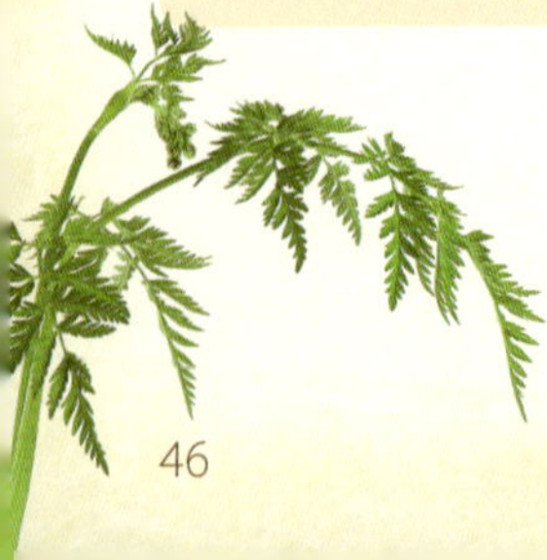

Esther 2,12:
»Jedes der Mädchen wurde ein Jahr lang auf die Begegnung mit dem König vorbereitet. Sechs Monate dauerte die vorgeschriebene Behandlung mit Myrrhenöl und weitere sechs die mit Balsamöl und anderen Pflegemitteln.«

MYRRHE (Commiphora myrrha)

Myrrhe in der Geschichte

Man findet die knorrigen, dornigen Büsche der Myrrhe entlang dem Roten Meer, im Iran, in Libyen und an der Küste Somalias. Myrrhe wird in vielen alten Schriften erwähnt. Die ältesten Aufzeichnungen sind im altägyptischen »Papyrus Ebers« zu finden, der 877 Rezepte und Anwendungen enthält. Das Myrrhenöl gehört zu den Ölen, die in der Menschheitsgeschichte schon lange Verwendung finden und aus dem Harz einer Pflanze gewonnen werden. Man vermutet, dass dies schon seit ca. 4000 Jahren der Fall ist. In der Bibel gehört Myrrhe neben Weihrauch und Zeder zu den meistgenannten Pflanzen.

In der Bibel gibt es eine Geschichte in Genesis 37,25 über Josef, der von seinen eifersüchtigen Brüdern als Sklave an eine Karawane verkauft wird. Diese Karawane hatte Myrrhe und Balsam dabei. Nach vielen Jahren gelang es Josef, sich aus der Sklaverei zu befreien, und er stieg nach und nach zum ägyptischen Regenten auf. Als die Brüder nach vielen Jahren zum König kamen, um Lebensmittel zu erwerben, erkannten sie den Bruder nicht und brachten als Geschenke Balsam und Myrrhe (Genesis 43,11) – die gleichen Öle, die Josef auch in die Gefangenschaft brachten.

Im Altertum war Myrrhe ein wohlbekanntes Mittel. In Ägypten wurde sie für Räucherungen und heilige Zeremonien genutzt. Das Verbrennen des Harzes war Teil des Sonnenkultes in der ägyptischen Tradition. Es gab auch ein Riechwasser namens »Kyphi«, bestehend aus 16 verschiedenen Essenzen, in dem Myrrhe enthalten war. Zudem war sie ein Bestandteil heilender Salben. Der vielseitige Einsatz von Myrrhe in Ägypten als Heil- und Parfümmittel übersteigt unsere heutige Vorstellung gewaltig.

Neben Weihrauch und Gold beschenkten die drei Weisen aus dem Morgenland Jesus auch mit Myrrhe. Vor der Kreuzigung wurde Jesus auf Golgatha Myrrhe in Wein angeboten, den er allerdings ablehnte. (Markus 15,23: **»Und sie gaben ihm Myrrhe in Wein zu trinken, aber er nahm es nicht.«**) Vor Gottesdiensten nahmen die Hebräer mazerierten Wein mit Myrrhe zu sich, um sich geistig zu erheben. Bei den Todgeweihten sollte das Gemisch die Angst vor dem Sterben nehmen.

Zudem war Myrrhe auch eines der Öle, die zum Einbalsamieren genutzt wurden. Nikodemus bestellte 100 Pfund

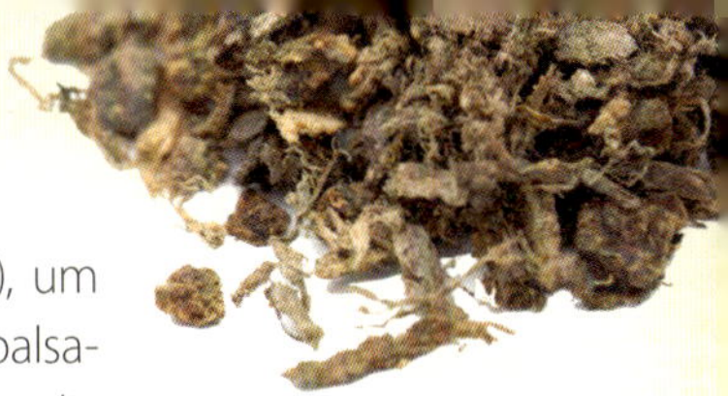

Myrrhe und Aloes (Sandelholz), um den Leichnam von Jesus einzubalsamieren. Das war bei den Juden dieser Zeit üblich. So war Myrrhe nicht nur ein Geschenk zur Geburt des Jesuskindes, sondern es begleitete Jesus auch noch nach seinem Tod. In der biblischen Tradition gehörte Myrrhe neben Zeder und Sandelholz zu den wichtigen Zutaten für die Salbungsöle.

Die Bibel erwähnt im Buch Esther 2,12, wie Jungfrauen, die für den König Ahasveros vorbereitet wurden, 12 Monate lang speziell gepflegt wurden – sechs Monate lang mit Balsam und Myrrhe und sechs Monate lang mit kostbaren Spezereien (Gewürzen wie Sandelholz und Cassia – siehe Zitat am Anfang des Kapitels). Später heiratete der König Esther, die dadurch ihr Volk rettete.

Außerdem ist Myrrhe genannt in Sprüche 7,17: **»Ich habe mein Lager mit Myrrhe besprengt, mit Aloes (Sandelholz) und Zimt.«**

Auch Hildegard von Bingen (1098–1179), die bekannte Benediktinernonne und Kräuterkundige, hat Myrrhe in ihrem Sammelwerk der Medizin aufgelistet. Sowohl im Koran, im Alten und Neuen Testament als auch in griechischen und römischen Aufzeichnungen wurde Myrrhe erwähnt. Plinius der Ältere, Herodot (ca. 484–425 v. Chr.) und Theophrast von Eresos (ca. 371–287 v. Chr.) stuften es als Heilmittel ein und nannten es in zahlreichen Salbenrezepturen. In Frankreich wurden Elixiere zur äußerlichen Anwendung entwickelt, die alle im Wesentlichen Myrrhe beinhalteten. Diese Elixiere kamen bei Schnittwunden und Verbrennungen zum Einsatz, aber auch, um den Auswurf zu fördern. Johann Friedrich Cartheuser (1704–1777) beschrieb Myrrhe in seinem 1765 erschienen Werk »Matière Médicale« als gutes Mittel gegen Hautgeschwüre und andere Hautleiden.

Zusammen mit Salbei festigt Myrrhe z. B. das Zahnfleisch. Im Ayurveda wurde sie auch bei der Zahnhygiene und Zahngesundheit angewendet und gehört zu den wichtigsten Pflanzen.

Auch in der Frauenheilkunde wurde Myrrhe verwendet: Vor der Geburt wurde das Perineum mit Myrrhenöl bestrichen. Dies diente zum einen der Desinfektion, half zum anderen auch, die Dehnung des Gewebes zu erleichtern. Bei Neugeborenen wurde Myrrhenöl auf die Nabelschnur aufgetragen. Damals wurde die Nabelschnur so lange getragen, bis sie sich von allein löste. Wenn Myrrhenöl verwendet wurde, löste sich die Nabelschnur von allein und ohne Infektion oder Verfärbung nach vier Tagen. Ohne das Öl geschah dies erst nach 7–10 Tagen.

Einige konventionelle Hersteller geben bei der Destillation des Myrrhenöls noch Ammoniak hinzu, um den Ertrag zu steigern. Dadurch wird das gewonnene Öl aber therapeutisch wertlos.

Das Öl bringt das Körperwasser in Bewegung und kann aus diesem Grund auch die Gewichtsabnahme unterstützen. Außerdem eignet es sich hervorragend für die energetische Reinigung von Menschen, die mit kranken und alten Personen arbeiten und sich energetisch das Leid der anderen aufladen. In diesem Fall hilft Myrrhe, bei sich zu bleiben und das eigene Feld zu stärken.

Botanische Familie: Burseraceae (Balsambaumgewächse)
Extraktionsmethode: Dampfdestillat vom Harz
ORAC: 379.800 µmol TE/100 g
Hauptbestandteile: Lindestrene, Curzerene, Furanoendesma-1,3-diene, Methoxyfuronogermacrene, Beta- und Gamma-Elemene

Myrrhenöl wurde in der Volksmedizin für folgende Eigenschaften geschätzt

- sehr stark antioxidativ, entzündungshemmend, antiviral, anitparasitär, antifungal, anästhetisch, hilfreich bei Zahn- und Zahnfleischinfektionen sowie bei rissiger, schrundiger Haut, Falten und Dehnungsstreifen

Myrrhenöl gehört zu den Ölen, die reich an Sesquiterpenen sind. Bei der Anwendung mit Myrrhenöl balancieren sich viele Vitalhormone einschließlich der Schilddrüsen- und der Wachstumshormone aus. In der Parfümindustrie wird Myrrhenöl auch als Fixieröl verwendet.

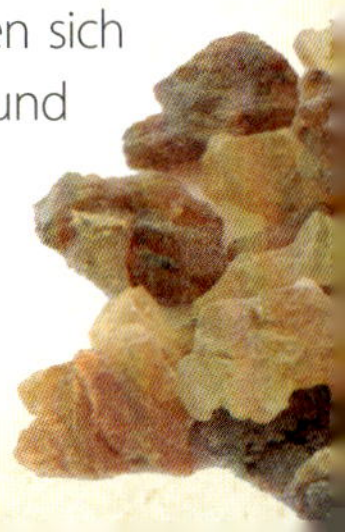

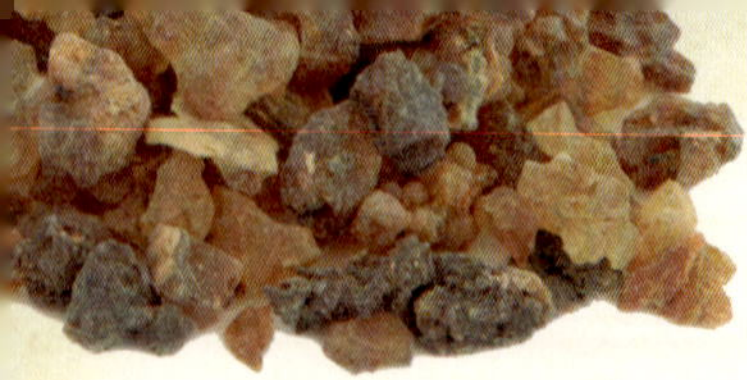

Myrrhenöl baut eine Art schützenden Kokon um uns herum auf und lässt nur die uns dienliche Energien passieren. Negative Energien prallen von uns ab, wenn wir Myrrhenöl verwenden. Sein Duft wirkt stärkend und stabilisierend und ist hilfreich bei Unruhe und Angstgefühlen. Hierfür kann z. B. ein Raumspray mit Myrrhenöl hergestellt werden, das ein schützendes Umfeld erschafft und das die Negativität fernhält. Auch als Vollbad, emulgiert in Sahne, Honig oder Basensalz, ist es sehr angenehm.

Das Myrrhenöl unterstützt uns dabei, inneren Frieden zu empfinden, und öffnet das Tor zur Geistigen Welt. Aus spiritueller Sicht erhöht es die Aufmerksamkeit und wirkt aufrichtend. Mithilfe des Myrrhenöls fällt es uns leichter, uns aus den Konditionierungen des Massenbewusstseins zu lösen und das eigene Sein zu leben. Das Öl kann gut auf das Wurzelchakra aufgetragen werden. Auch wenn wir eine emotionale oder spirituelle Stagnation fühlen, kann es nützlich sein, um wieder in den Fluss zu kommen. Außerdem ist es neben Weihrauch ein sehr gutes Öl zum Schutz vor Elektrosmog.

Anwendungsmöglichkeiten

Tragen Sie entweder 1–2 Tropfen direkt auf den gewünschten Bereich auf, oder geben Sie es auf die Chakren oder Fußreflexzonen. Sie können es auch von der Hand aus inhalieren oder im Ultraschallvernebler diffundieren.

Achtung: Verwenden Sie Myrrhenöl nicht in der Schwangerschaft, da es die Gebärmutter anregt. Sie können dies lediglich während des Geburtsprozesses tun.

Kleine Übung für den Alltag

Verteilen Sie 1 Tropfen Myrrhenöl im Nacken, wenn Sie das Gefühl haben, alles kontrollieren zu wollen. Inhalieren Sie den Duft bewusst von der Hand, und lassen Sie das Gefühl von Vertrauen durch Sie hindurchziehen. Fühlen Sie, wie sich dicke Wurzeln aus Ihren Fußsohlen tief im Inneren der Erde verankern und wie Ihr Kopf von einer Silberschnur nach oben aufgerichtet wird. In diesem Zustand sind Sie gut geerdet, aber auch nach oben angebunden. Jetzt können Sie gestärkter Entscheidungen treffen.

Nehemia 8,15:

»Darum ließen sie in Jerusalem und in allen ihren Städten ausrufen: ›Geht auf die umliegenden Berge und holt frische Zweige von Ölbaum, Myrten, Dattelpalmen und anderen dichtbelaubten Bäumen, damit wir Laubhütten bauen können, wie das Gesetz es vorschreibt‹.«

Jesaja 55,13:

»Wo ihr durchzieht, wachsen Zypressen statt Dornenbüschen und statt Brennnesseln Myrten. Dies alles geschieht, damit der Herr gerühmt und gepriesen wird. Er setzt sich damit ein Denkmal, das alle Zeiten überdauert.«

MYRTE (Myrtus Communis)

Myrte in der Geschichte

Im alten Ägypten legte man Myrtenblätter in Wein ein (mazerieren) und setzte den Trunk bei Fieber und Infektionen ein. Dioskurides verschrieb diesen Trunk auch als magenstärkendes Tonikum bei Lungen- und Blaseninfektionen. In der griechischen Mythologie war die Myrte die Lieblingspflanze der Göttin Aphrodite. Denn als sie nackt dem Meerschaum entsprungen war, suchte sie auf der Insel Kythera Schutz hinter einem Myrtenbusch, um sich vor den lüsternden Blicken der Satyrn (Dämonen bzw. Mischgestalten) zu verstecken. Als Dank gewährte sie der Myrte ihren Schutz.

Die Myrte steht generell für die göttliche weibliche Energie. Bei den Sumerern (eine frühe Hochkultur, die ca. 3000 v. Chr. in Mesopotamien existierte) stand der Myrtenbaum für die göttliche Mutter des Himmels. Myrte wird überwiegend als Frauenpflanze bezeichnet. In Südfrankreich war es üblich, dass Frauen täglich einen Blätteraufguss aus Myrte zu sich nahmen, um sich ihre Jugendlichkeit zu erhalten. Im 16. Jahrhundert wurde in Frankreich ein spezielles Duftwasser, »Eau d'anges«, hergestellt, das die Blätter der Myrte beinhaltete. Dieses machte sich die tonisierende und adstringierende (= zusammenziehende, die Hautoberfläche verdichtende) Wirkung der Myrte zunutze. Wenn in Südfrankreich ein Myrtenbaum am Haus durch eine Frau gepflanzt wurde, schützte er das Haus vor dem »bösen Blick«.

Zu biblischen Zeiten haben sich jüdische Frauen der Tradition entsprechend mit einem Myrtenkranz zur Hochzeit geschmückt. Er sollte Glück bringen und galt als Symbol für die Liebe in der Ehe. Auch heute noch wird Myrte in Kombination mit Orangenblüte in den jüdischen Brautschmuck eingearbeitet.

Dr. Daniel Penoel arbeitet seit 1977 im Bereich der Aromatherapie und untersuchte die Wirkung von Myrte auf den Hormonhaushalt. Er konnte nachweisen, dass die Myrte sowohl die Schilddrüse als auch die Keimdrüsen wieder harmonisieren

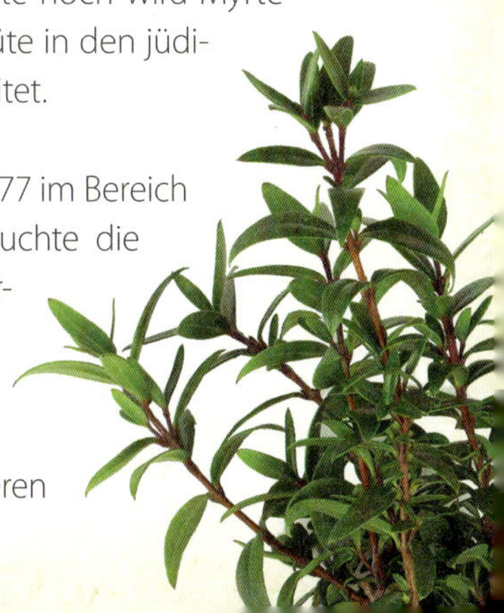

kann. Außerdem besitzt Myrte eine beruhigende Wirkung auf das Atemsystem.

Botanische Familie: Myrtaceae (Myrtengewächse)
Extraktionsmethode: Dampfdestillat von den Blättern
ORAC: 25.400 µmol TE/100 g
Hauptbestandteile: Alpha-Pinene, Cineole, Limonene, Linalool

Myrtenöl wurde in der Volksmedizin für folgende Eigenschaften geschätzt

- Harmonisierung des Hormonsystems (speziell der Schilddrüse und Eierstöcke), Unterstützung der Lymphe und des Lungenbereiches, bei Nebenhöhleninfektionen, Rachenproblemen, Prostatabeschwerden, Hautbeschwerden (wie Akne), Auswurfförderung

Leber und Hormonsystem haben eine enge Verbindung. So fördert Myrte die Entstauung der Leber und hilft im emotionalen Bereich, Gefühle von Zorn und Wut loszulassen. Myrtenöl ruft Euphorie hervor und ist stimmungsaufhellend. Das Öl wirkt ausgleichend auf das Nervensystem und hat reinigende und stärkende Eigenschaften. Bei Überlastung, Unausgeglichenheit, Verspannungen und Angst kann Myrtenöl hilfreich sein.

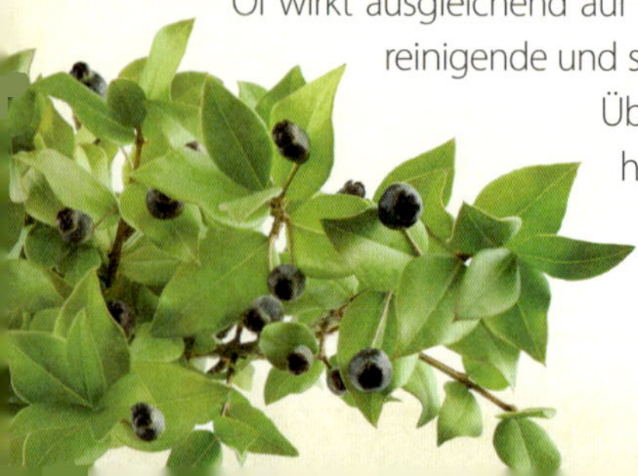

Im spirituellen Bereich unterstützt es uns, das Ego zu überwinden und in das Gefühl des All-eins-Sein einzutauchen. Es balanciert die männlichen und weiblichen Qualitäten in uns gleichermaßen aus und fördert unsere Fähigkeit, Konflikte zu überwinden und wieder zur inneren Harmonie zu finden.

Anwendungsmöglichkeiten

Zur Hautreinigung

Mischen Sie 50 ml Rosenwasser mit 5 Tropfen Myrte, und verwenden Sie dies bei fettiger Haut zur Reinigung. Vermengen Sie z. B. bei schwerer Akne 7 Tropfen Myrte mit 2 TL Traubenkernöl, und tragen Sie es mehrmals am Tag auf die betroffenen Stellen auf.

Vermischen Sie das Myrtenöl 1:1 mit einem neutralen Trägeröl, und wenden Sie es z. B. auf den Chakren oder den Fußreflexzonen an. Inhalieren Sie es von der Hand, oder diffundieren Sie es im Ultraschallvernebler.

Kleine Übung für den Alltag

In Zeiten großer Herausforderung, wenn Sie sich gestresst und überfordert fühlen, können Sie Folgendes tun: Nehmen Sie 1 Tropfen Myrtenöl in die Hand, energetisieren Sie es, und geben Sie es anschließend auf das Halschakra und auf den Rücken in Höhe des Sakralchakras. Spüren Sie, wie Entspannung in Ihrem Körper einzieht. Das Auftragen auf die Chakren hat eine starke Wirkung auf das Hormonsystem. Wo laut der indischen Tradition die Energieräder/Chakren sind, befinden sich der westlichen Betrachtungsweise nach die Drüsen.

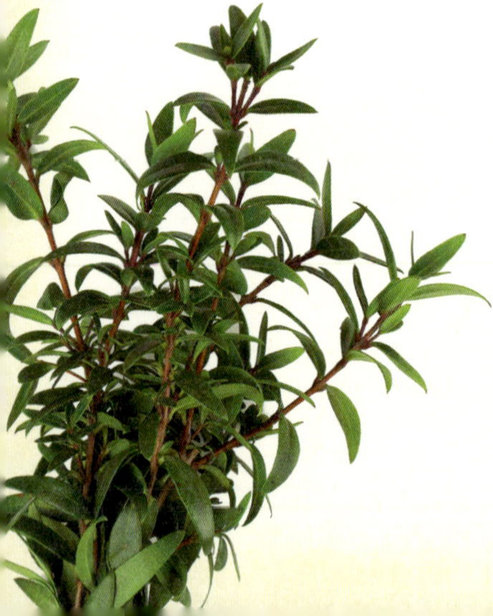

Markus 14,3–8:

»Jesus war in Betanien bei Simon, dem Aussätzigen. Während des Essens kam eine Frau herein. Sie hatte ein Fläschchen mit reinem kostbarem Nardenöl. Das öffnete sie und goss Jesus das Öl über den Kopf. Einige der Anwesenden waren empört darüber. ›Was soll diese Verschwendung?‹, sagten sie untereinander. ›Dieses Öl hätte man für mehr als dreihundert Silberstücke verkaufen und das Geld den Armen geben können! ‹ Sie machten der Frau heftige Vorwürfe. Aber Jesus sagte: ›Lasst sie doch in Ruhe. Warum bringt ihr sie in Verlegenheit? Sie hat mir einen guten Dienst getan. Arme wird es immer bei euch geben und ihr könnt ihnen jederzeit helfen, wenn ihr nur wollt. Aber mich habt ihr nicht mehr lange bei euch. Sie hat das Schönste getan, was sie tun konnte: Sie hat dieses Öl auf meinen Körper gegossen, um ihn schon im Voraus für das Begräbnis zu salben.‹«

NARDE (Nardostachys jatamansi)[3]

Narde in der Geschichte

Die Narde gehört zur Gattung der Baldriangewächse und hat eine beruhigende und entspannende Wirkung auf den

3 *Öle aus Narde und Galbanum dürfen mittlerweile nicht mehr weltweit gehandelt werden, da die Pflanzen unter Naturschutz stehen. Zurzeit sind sie also nicht erhältlich.*

Anwender. Sie ist eine Nutz- und Heilpflanze und wurde schon in der Antike aus dem Himalaya, wo sie in Höhenlagen von bis zu 5500 Meter zu finden ist, in den Mittelmeerraum exportiert. Dort wurden dann aus dem Rhizom, dem Wurzelstock der Pflanze, kostbare Salben und Öle hergestellt. Im Ayurveda wird Narde neben der günstigen Auswirkung auf das Nervensystem auch eine bewusstseinsfördernde Wirkung zugeschrieben. Ovid (43 v. Chr. – 17 n. Chr.) berichtete von Männern, die ihr Haupthaar mit Nardenöl salbten. Narde besteht zu 93 % aus Sesquiterpenen.

Auch bei der Narde handelt es sich um einen kostbaren Rohstoff. Durch unkontrollierte Wildsammlungen ist sie eine vom Aussterben bedrohte Pflanze geworden. Aus Nepal darf sie aus diesem Grund nicht mehr exportiert werden. Um die Ressourcen zu schonen, ist es ratsam, sehr sparsam mit dem Nardenöl umzugehen und dem Inhalieren aus dem Fläschchen den Vorzug zu geben.

In der Antike war Narde ein Öl, das den Königen, Priestern und Eingeweihten vorbehalten war. Es war eines der kostbarsten Öle und wurde in Alabastergefäßen aufbewahrt. Narde wurde von den Hebräern und den Römern als Öl zur letzten Salbung verwendet. Zu der am Anfang des Kapitels beschriebenen Bibelstelle, in der die Frau den Flakon brach, um mit dem Öl das Haupt von Jesus zu salben, und dadurch den Unmut der Jünger auf sich zog, gibt es unterschiedliche Auslegungen:

- Sie wollte ihn auf die Todesstunde am Kreuz vorbereiten.
- Sie wollte ihn dabei unterstützen, die Ungerechtigkeit, die ihm widerfahren sollte, besser vergeben zu können.
- Oder aber sie wollte ihm die Angst vor dem Tod nehmen.

Diese Absichten stimmen auch mit den Wirkungen des Nardenöls überein – es unterstützt uns dabei, Frieden zu schließen und uns auszusöhnen. Es ist ein gutes Vergebungsöl. Es ist aber auch ein Öl, das uns vorbereiten kann, wenn wir in der Stunde des Todes unseren Körper verlassen und wieder in die feinstoffliche Welt zurückgehen. Die Narde hilft uns, voller Vertrauen und in emotionaler Ruhe die Ängste loszulassen und den Übergang zu bewältigen.

In esoterischen Kreisen heißt es oft, dass die Salbung von Maria Magdalena (einer mutmaßlichen Sünderin) durchgeführt wurde. In bibelfesten Kreisen ist man der Meinung, dass es sich dabei um Maria, die Schwester von Martha und Lazarus, handele. In den Evangelien nach Mätthäus, Johannes, Lukas und Markus ist die Szene immer etwas anders dargestellt. Mal werden die Füße gesalbt, mal das Haupt, und auch die Person, die die Salbung durchführt, ist nicht eindeutig zu identifizieren. Von wem auch immer die Salbung ausgeführt wurde – sie war eine Geste höchster Wertschätzung. Der materielle Wert des Öls entsprach ungefähr dem Jahreslohn eines Arbeiters.

Botanische Familie: Valerianaceae (Baldriangewächse)
Extraktionsmethode: Dampfdestillat der Wurzeln
ORAC: 54.800 µmol TE/100 g
Hauptbestandteile: Calarene, Beta-Ionene, Beta-Maaliene, Aristoladiene

Nardenöl wurde in der Volksmedizin für folgende Eigenschaften geschätzt

- antibakteriell, antifungal, abführend, herzstärkend, krampflösend, magentonisierend
- das Öl fördert die Gelassenheit, löst emotionalen Stress und Blockaden, stabilisiert die Nerven, fördert die Ausschüttung männlicher Hormone

In Ägypten haben die Isispriesterinnen mit Nardenöl gearbeitet, da es die Hingabe an das Göttliche unterstützt. In der Zeit des physischen Übergangs soll es extrem beruhigend wirken und der Seele den Austritt aus dem Körper erleichtern. Nardenöl wirkt sehr stark im Bereich des Kronenchakras.

Will man in der Welt etwas bewirken, braucht man gelegentlich einen Schutzschild um sich herum, um Negativität, fremde Meinungen, die einem die eigene Vision zerstören und einen vom Weg abbringen wollen, fernzuhalten. Diese Funktion könnte die Narde übernehmen – sie schützt vor negativen Schwingungen. Es fällt uns dann auch leichter,

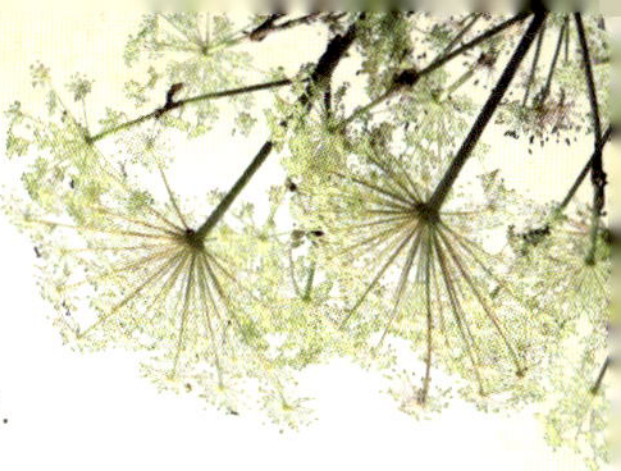

Kritik nicht persönlich zu nehmen. Narde unterstützt uns, mit Mut und Tatkraft zielgerichtet voranzuschreiten.

Anwendungsmöglichkeiten

In Anbetracht der gefährdeten Bestände ist es ratsam, direkt aus dem Fläschchen zu inhalieren. Ansonsten kann man das Nardenöl mit einem neutralen Trägeröl verdünnt auf die Chakren oder Fußreflexzonenpunkte auftragen oder von der Hand einatmen.

Zu ganz besonderen Anlässen kann eine Nardensalbung/Partneranwendung entspannend sein: Erwärmen Sie etwas Olivenöl, und fügen Sie ein paar Tropfen Nardenöl hinzu. Gießen Sie das warme Olivenöl Ihrem Partner über den Kopf. Spüren Sie, wie sich das warme Öl um Kopfhaut und Haare legt und tief einwirkt. Viele empfinden diese Anwendung als ganz kostbar und tief berührend. Wichtig ist, den Kopf danach vor Zugluft und kalter Luft zu schützen.

Kleine Übung für den Alltag

Gibt es Situationen oder Menschen, denen Sie vergeben möchten, weil sie Sie stark verletzt haben? Nehmen Sie das Fläschchen Nardenöl, und inhalieren Sie den Duft der erdigen, würzigen Narde. Holen Sie sich die Situation oder die Person, mit der Sie im Unfrieden sind, vor Ihr inneres Auge. Führen Sie ei-

Im Jahre 1461 schenkte Sultan Melech Elmazda dem Dogen von Venedig 30 Rotoli Onycha (100 Rotoli entsprechen ca. 80 kg) zusammen mit zwei kostbaren Perserteppichen. Der Königin von Zypern machte er 15 Jahre später auch ein großzügiges Geschenk mit 15 Rotoli Onycha.

Onycha wurde in alten Zeiten für sämtliche Hautbeschwerden genutzt, aber auch, um den Teint zu verbessern. In Großbritannien wurde Benzoe seit dem 16. Jahrhundert benutzt. Da die Briten es so sehr schätzten, eröffneten sie 1623 eine Fabrik im damaligen Siam, in der sie das kostbare Harz selbst gewannen.
Nostradamus (1503–1566), der berühmte Seher aus Frankreich, veröffentlichte ab 1555 seine Prophezeiungen. Darin führte er auch Onycha als krampflösendes Mittel und als Hauttonikum an. In Frankreich wurde es als Lungenbalsam benutzt, und das Harz wurde in der Gegenwart von Kranken verräuchert. Außerdem stellte man auch kleine Pastillen, die »Pastilles du serail«, als Lutschbonbons gegen Erkältung und Grippe her.

Auf körperlicher Ebene wirkt Onychaöl ausgleichend – sowohl auf das Nervensystem als auch auf das Hormonsystem. Benzoesäure ist in der Lebensmittelindustrie ein Konservierungsstoff und wird außerdem im Geigenbau als Lack verwendet. Onycha zählt ebenfalls zu den

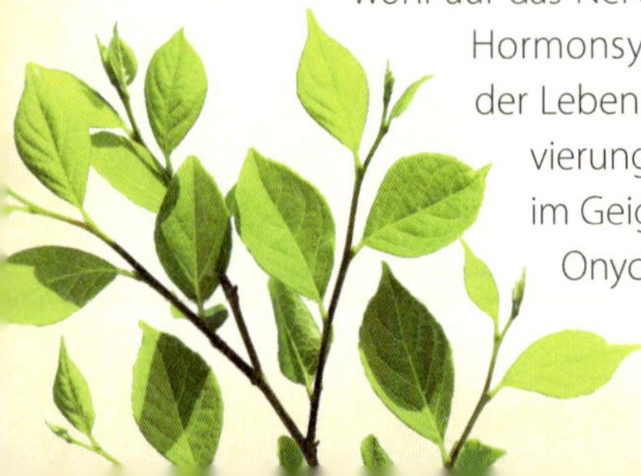

Fixierölen in der Parfümherstellung. Es enthält Vanillin, das für einen lieblichen Duft sorgt. Kein anderes ätherisches Öl, mit Ausnahme von Vanilleöl, enthält Vanillin, was Onycha so besonders macht.

Auf spiritueller Ebene ist es ein gutes Schutzöl. Es wirkt öffnend auf die Ebenen vom Herz- und Kronenchakra.

Botanische Familie: Styracaceae (Storaxbaumgewächse)
Extraktionsmethode: Dampfdestillat vom Harz
Hauptbestandteile: Zimtsäure, Coniferylbenzoate, Benzoesäure, Phenylethylene, Phenylpropylalkohole, Vanillin

Achtung: Benzoe kann Allergien verursachen!

Onycha wurde in der Volksmedizin für folgende Eigenschaften geschätzt

- antiseptisch, entzündungshemmend, hautpflegend, antispasmotisch, wundheilend, stimmungsaufhellend, entspannend, aphrodisierend, sinnlich, euphorisierend, fördert die mentale Auffassungsgabe

Onycha verleiht ein Gefühl von Geborgenheit und Schutz, was besonders in Zeiten von Reizbarkeit und Verzweiflung geschätzt wird. Außerdem kann uns Onycha dabei helfen, das Gefühl von Trauer zu überwinden.

Anwendungsmöglichkeiten

Tragen Sie 1–2 Tropfen direkt auf die gewünschte Region, die Chakren oder Reflexzonenpunkte auf. Zudem kann Onychaöl von der Hand inhaliert oder im Ultraschalldiffusor vernebelt werden.

Kleine Übung für den Alltag

Wenn Ihnen mal wieder alles zu viel ist und Sie sich total überfordert fühlen, probieren Sie folgende Anwendung aus: Tragen Sie 1 Tropfen Onycha mit etwas Trägeröl auf die Reflexzonen der Ohren auf, und kneten Sie es ein (Achten Sie unbedingt darauf, dass das ätherische Öl nicht in die Ohren eindringt!). Inhalieren Sie den Duft von der Hand. Halten Sie inne, und spüren Sie, wie sich ein Gefühl von Wärme, Ruhe und Geborgenheit in Ihnen ausbreitet.

Evangelium nach Johannes 19,39–40:
»Auch Nikodemus, der Jesus einmal nachts aufgesucht hatte, kam mit; er brachte ungefähr hundert Pfund Myrrhenharz mit Aloes (Sandelholz). Die beiden Männer nahmen den Leichnam Jesu und wickelten ihn mit den Duftstoffen in Leinenbinden, wie es der jüdischen Begräbnissitte entspricht.«

SANDELHOLZ (Santalum album)

Sandelholz in der Geschichte

In biblischen Zeiten wurde Sandelholz »Aloes« genannt, das nicht zu verwechseln ist mit Aloe vera! Zusammen mit Zeder und Myrrhe war es Bestandteil der Salbungsöle.

Die Anwendung von Sandelholzöl hat sowohl in der ayurvedischen Kultur als auch in der chinesischen und der ägyptischen eine lange Tradition. Sandelholzöl wurde für religiöse Rituale gebraucht, z. B. zum Einbalsamieren von Verstorbenen. Aus dem Holz wurden Abbildungen von Gottheiten und Tempel hergestellt. In der indischen Tradition des Ayurveda wurde es sehr vielseitig eingesetzt, sei es aufgrund seiner fiebersenkenden Wirkung, seiner generell tonisierenden Wirkung oder als Mittel bei Hautentzündungen, Abszessen und Tumoren. Für diesen Verwendungszweck wurde es zu einer Paste verarbeitet. Außerdem wirkt es laut dem indischen Arzneibuch schweißtreibend und schleimlösend.

Nach der Kreuzigung von Jesus haben Nikodemus und Josef von Arimathia 100 Pfund Sandelholz und Myrrhe für die Balsamierung des Leichnams gestiftet (siehe Bibelzitat am Anfang des Kapitels). Dies entspricht heute einem Gegenwert von 100.000 bis 140.000 Euro. Diese Spende war also auch damals eine sehr kostspielige Geste, die die Verehrung gegenüber dem Meister zeigen sollte.

In der westlichen Heilkunde wurde Sandelholz im 19. Jahrhundert gegen chronische Bronchitis und alle urologischen Beschwerden eingesetzt. Es ist auch in alten Aufzeichnungen wie z.B. Dioscorides »De Materia Medica«, einem medizinischen Handbuch, genannt. Dieses Werk wurde in der westlichen Welt ca. 1700 Jahre lang als Standardwerk für die Verwendung von Pflanzen herangezogen. In Indien wird Sandelholz schon seit alten Zeiten genutzt, um besser in Meditation und Gebet einzutauchen. Bis heute wird den Mönchen in Indien Sandelholzpaste auf die Stirn aufgetragen, da sie während der Meditation auch kühlend auf das Gehirn wirkt.

Sandelholz beruhigt den Geist, wenn es schwierig ist, die Alltagsgedanken während der Meditation »abzustellen«, und unterstützt in der Meditation die Fähigkeit zur Versenkung in sich selbst und dazu, sich gleichzeitig auszudehnen

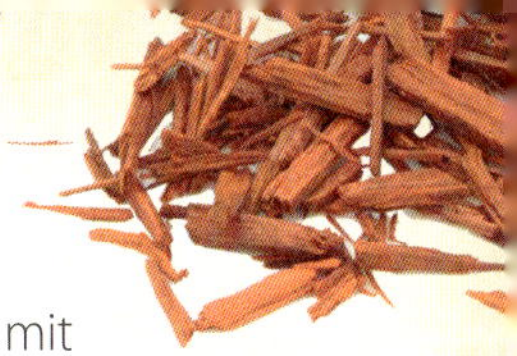

bzw. zu erweitern. Sandelholz verbindet die Kundalini-Energie vom Wurzelchakra mit dem Kronenchakra, d. h. man ist gut geerdet und nach »oben« verbunden. Eine wichtige Voraussetzung für die Meditation. Durch die Anwendung von Sandelholzöl kann sich die Wahrnehmung von feinstofflichen Energien mit der Zeit verfeinern.

Das echte Sandelholz stammt von einem halbparasitären, immergrünen Baum, der in Südasien heimisch ist. Der junge Sandelholzbaum ernährt sich sieben Jahre lang von der Wirtspflanze. Es braucht ca. 50 Jahre, bis der Baum eine Höhe von 12–15 Metern erreicht hat und geerntet werden kann. In diesem Alter hat der Baum seinen höchsten Anteil an Öl mit 200 kg Ertrag. Es ist extrem langwierig, Sandelholzöl zu gewinnen, wenn man bedenkt, dass das richtige Erntealter erreicht sein muss und das Öl nach der Destillation noch ca. sechs Monate lang nachreift, um seinen vollen Duft zu entfalten. Und je älter Sandelholzöl wird, desto besser wird der Geruch. Das erklärt die Kostbarkeit dieses Öls. Achtung! Es gibt auch mit Rizinus-, Palm- oder Leinsamenöl verschnittene Öle. Der Laie kann hier schnell über den Tisch gezogen werden.

In Indien gibt es eine Besonderheit: Rosenöl wird in Sandelholzöl destilliert, wodurch sich beide Öle vereinigen und gemeinsam starke Qualitäten ausbilden (sogenannte »Rosen Attar«).

Aus Umweltschutzgründen, denn auch Sandelholz zählt zu den bedrohten Pflanzen, sollte Sandelholzöl nur sehr zurückhaltend verwendet bzw. auf Öle ausgewichen werden, die ähnliche Einsatzgebiete haben, wie Galbanum oder Weihrauch.

Botanische Familie: Santalaceae (Sandelholzgewächse)
Extraktionsmethode: Dampfdestillat vom Holz
ORAC: 1.655 µmol TE/100 g
Hauptbestandteile: Alpha-Santalole, Beta-Santalole

Sandelholz wurde in der Volksmedizin für folgende Eigenschaften geschätzt

- schleimlösend, antibakteriell, krampflösend, hilfreich bei Schlafschwierigkeiten, sehr hautpflegend, löscht »falsche« Programmierungen aus dem Zellgedächtnis

Sandelholzöl hat einen hohen Anteil an Sesquiterpenen (ca. 90 %). Diese erhöhen die Sauerstoffaufnahme im Körper, besonders im Gehirn. Dadurch werden Drüsen im Gehirn wie Epiphyse, Hypophyse und Amygdala besser versorgt. Sandelholz kann dadurch das gesamte endokrine System unterstützen. Außerdem enthält es Substanzen, die dem männlichen Hormon Androgen ähneln, aber auch Substanzen, die regulierend auf die Gebärmutter wirken können.

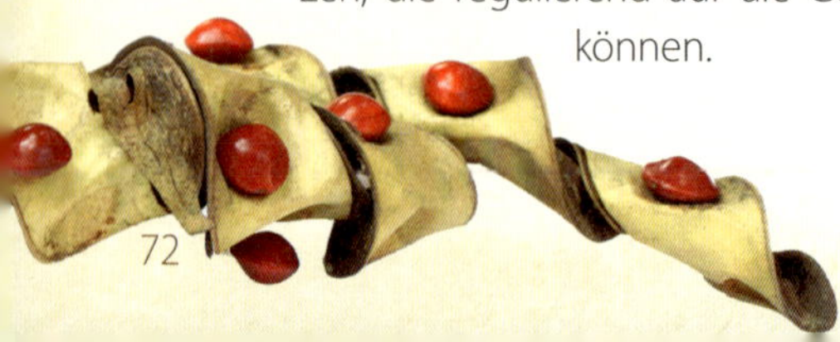

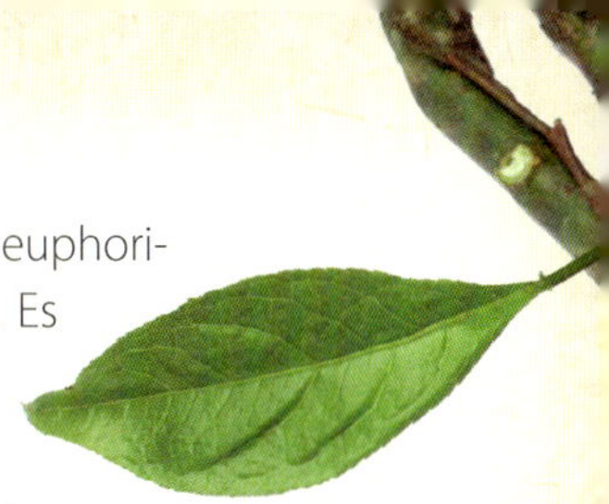

Es kann stimmungsaufhellend bzw. euphorisierend und aphrodisierend wirken. Es unterstützt bei der Verbesserung des Gedächtnisses und des Immunsystems und ist generell tonisierend (= kräftigend, stärkend).

Achtung: Sandelholzöl nicht bei akuter Nierenentzündung verwenden!

Durch Sandelholzöl wird die Amygdala, der Mandelkern, positiv stimuliert. Sie ist ein paariges Gebiet im limbischen System des Gehirns, das tief mit unseren Emotionen verbunden ist. Die Amygdala ist z. B. wesentlich daran beteiligt, Gefahren zu analysieren und Situationen zu bewerten, sodass wir entsprechend reagieren können. Der Mandelkern leitet somit lebenswichtige Abwehr- und Warnreaktionen ein. Sandelholzöl wirkt demnach sensibilisierend auf unser »Warnsystem«, damit wir im Alltag der jeweiligen Situation entsprechend handeln können.

Anwendungsmöglichkeiten

In Anbetracht dessen, dass Sandelholz zu einem knappen Gut geworden ist, sollten Sie das Öl ressourcenschonend direkt aus dem Fläschchen inhalieren.

Kleine Übung für den Alltag

Wenn Sie Schwierigkeiten haben, die Alltagsgedanken abzustellen, oder nur schwer einschlafen können, sollten Sie Folgendes tun: Inhalieren Sie aus dem Fläschchen den Duft vom Sandelholzöl, und lassen Sie die Ruhe durch sich hindurchziehen. Spüren Sie, wie sich Ihre Gedanken beruhigen und Stille in Ihren Verstand einkehrt.

Hohelied 3,6:
»Was steigt da herauf aus der Wüste wie ein gerader Rauch, wie ein Duft von Myrrhe, Weihrauch und allerlei Gewürz des Krämers?«

WEIHRAUCH (Boswellia cateri)

Weihrauch in der Geschichte

Weihrauchöl wird seit ca. 5000 Jahren verwendet. Das ist in historischen Quellen gut dokumentiert. Weihrauch wird auch als »Olibanum« oder »Öl von Libanon« bezeichnet. Die Heiligen aus dem Morgenland brachten dem Jesuskind zur Geburt Weihrauch, Myrrhe und Gold. In alten Zeiten war Weihrauch wertvoller als Gold, denn es wurde zur Heilung aller bekannten Krankheit eingesetzt, und nur reiche Leute konnten sich das Harz leisten.

Der Weihrauchbaum übersteht extreme Hitze und Trockenheit in der Wüste. Arbeiter ernteten unter Einsatz ihres Lebens das Harz, da eine gefährliche und giftige Schlangenart bei den Weihrauchbäumen lebte. Ebenso wie die Myrrhe wird Weihrauch von einem Baum gewonnen, der zu den Balsambaumgewächsen gehört. Wie bei der Ernte von Ahornsirup werden tiefe Einschnitte in den Baumstamm gemacht, aus denen dann eine weiße, harzige Substanz austritt. Wenn diese getrocknet ist, fällt sie in kleinen Klümpchen auf den Boden und wird eingesammelt.

Seit alten Zeiten wird Weihrauch in den unterschiedlichen Kulturen vor allem zu religiösen Zwecken verwendet. Es wir vermutet, dass die Phönizier sich lange Zeit das Monopol auf den Weihrauchhandel sicherten. Weihrauch begleitete die Menschen von der Geburt bis zum Tod. So wurde es benutzt, um den Kopf eines neugeborenen Kindes zu salben, was das Kind nach der Geburt sofort beruhigte. In der Antike nutzte man das Öl aber auch, um die Heilung von Knochenbrüche zu unterstützen. Zudem galt es als Gegenmittel bei Vergiftungen und wurde eingesetzt bei Cholera, Bauch- und Brustschmerzen. Mit Weihrauch wurden schlichtweg alle dem Menschen bekannten Krankheiten behandelt.

Bei der Letzten Ölung unterstützt Weihrauchöl das Aufsteigen der Seele als »Stiege zum Himmel«. In Ägypten wurde Weihrauch als Schutzöl für die Soldaten des Gottes Nefertem (Gott der Salben, Salböle und Düfte und Gott der Krieger) gesehen. Verbranntes Weihrauchpulver wurde früher als Lidschatten benutzt. In China und Ägypten wurden Masken mit Weihrauchpulver als Verjüngungselexier auf die Haut aufgetragen.

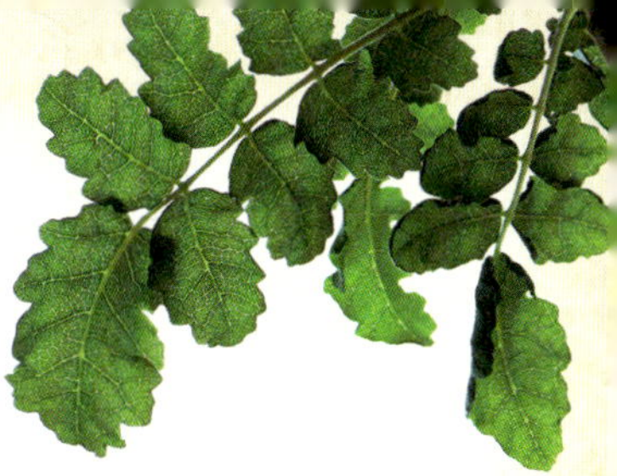

Botanische Familie: Burseraceae (Balsambaumgewächse)
Extraktionsmethode: Dampfdestillat vom Harz
ORAC: 630 µmol TE/100 g
Hauptbestandteile des Weihrauchs: Alpha-Pinene, Limonene, Sabinene, Myrcene, Beta-Caryophyllene, Alpha-Thujene, Incensole

Weihrauch wurde in der Volksmedizin für folgende Eigenschaften geschätzt

- antiseptisch, entzündungshemmend, zellverjüngend, stimmungsaufhellend, stärkend für das Immunsystem, entspannend für die Muskulatur

Weihrauch wirkt beruhigend auf den Geist. Daher eignet sich das Öl gut nach einem anspruchsvollen Tag oder als Begleiter in der Meditation. Es unterstützt die sensitive Wahrnehmung und öffnet die Pforten zur feinstofflichen Welt. Es verstärkt das Gefühl der Hingabe.

Im Gegensatz zu den anderen Bibelölen hat Weihrauchöl mit 8–11 % nur einen geringeren Anteil an Sesquiterpenen. Dennoch teilt es mit ihnen die positiven Auswirkungen, da Weihrauch vermehrt Sauerstoff in Blut und Zellen bringt und eine bessere Versorgung von Hypophyse und Hypothalamus fördert. Es enthält aber auch Monoterpene, die ebenfalls bei der Reprogrammierung behilflich sind. In der Parfümindustrie wird Weihrauchöl zum einen aufgrund seines orientalischen Dufts geschätzt, zum anderen aber auch, weil es ein starkes Fixieröl ist.

Anwendungsmöglichkeiten

Wenn Weihrauchöl z. B. auf die Stirn aufgetragen wird (bei sensibler Haut mit einem Trägeröl verdünnen!), hat es eine beruhigende Wirkung. Sie können es auch auf die Chakren oder Fußreflexzonen verteilen, von der Hand inhalieren oder im Ultraschallvernebler diffundieren. Als Raumspray oder in einem Ultraschalldiffusor vermindert es die Keimbelastung in der Luft.

Energetische Schutzanwendung

Das Öl bietet auch einen guten Auraschutz, z. B. für Therapeuten, die ihre Klienten während der Behandlung berühren. Geben Sie 1 Tropfen auf das Herzchakra, und massieren Sie es in den Nacken des Anwenders ein. Auf diese Weise stärkt es das Energiefeld des Gebers und schützt ihn vor der Aufnahme von Fremdenergien.

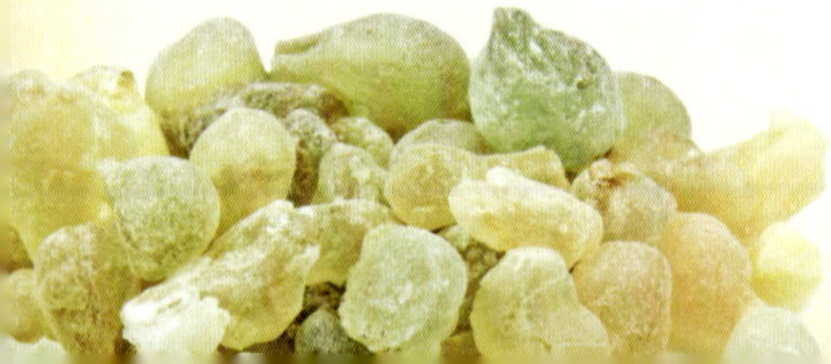

Kleine Übung für den Alltag

Wenn Sie das Gefühl haben, von anderen Personen unerwünschte Energien aufgenommen zu haben und sich energetisch »befleckt« fühlen, nehmen Sie ein reinigendes Bad. Mischen Sie hierfür 10–15 Tropfen Weihrauchöl z. B. in 2 EL Honig, (alternativ 50 ml Sahne oder eine Handvoll Basensalz/oder Natron), und geben Sie es in das Badewasser. Steigen Sie mit dem Bewusstsein in die Wanne, »alte Verbindungen und Anhaftungen« abzuwaschen. Spüren Sie nach dem Bad die tiefe Reinigung auf allen Ebenen.

wurde es seit dem Mittelalter als Küchenkraut verwendet und in Wild- und Geflügelgerichten verarbeitet, um die Fette auszugleichen und den Verdauungsprozess zu entlasten.

Aufgrund seines hohen Pinocamphonanteils kann Ysopöl eine toxische Auswirkung haben. Deshalb sollte man mit diesem Öl sehr achtsam umgehen. Wenn das Öl auf den Körper aufgetragen wird, sollten Sie es auf jeden Fall mit einem neutralen Trägeröl verdünnen! Die Inhalation ist aus Sicherheitsgründen vorzuziehen.

Spirituell ist es ein gutes Raumreinigungsöl, mit dem man seinen Meditations- oder Therapieraum vorbereiten und von störenden Energien befreien kann. Ysop löst die Dichte der Aura, die durch den immer arbeitenden Verstand und durch das wohl bekannte Gedankenkarussell entsteht.

Erfolgstypen, die viel anpacken und sich dadurch selbst unter Druck setzen, profitieren von dem Öl, da sie erkennen, dass sie es selbst sind, die den Druck aufbauen. Es hilft ihnen, die Dinge gelassener zu sehen.

Botanische Familie: Lamiaceae oder Labiatae (Lippenblütler)
Extraktionsmethode: Dampfdestillat von Zweigen und Blättern
ORAC: 20.900 µmol TE/100 g
Hauptbestandteile: Beta-Pinene, Sabinene, Pinocamphone, Iso-Pinochamphone, Gemacren-D, Limonene

Ysop wurde in der Volksmedizin für folgende Eigenschaften geschätzt

- antiseptisch, antibakteriell, antiviral, antispasmotisch, verdauungsfördernd, wurmtreibend, wundheilend, fettstoffwechselregulierend

Achtung: Epileptiker, Schwangere und Menschen mit hohem Blutdruck sollten Ysopöl nicht verwenden!

Es regt die Kreativität an und ist förderlich in der Meditation. Der Geruch von Ysop ist sehr polarisierend. Wenn das Öl für Sie unangenehm riecht, kann das ein Hinweis darauf sein, dass möglicherweise Emotionen ins Stocken geraten sind. Ysopöl wirkt neben der physischen Reinigung auch auf mentaler und emotionaler Ebene tief klärend. Wenn man zu übermäßigen Schuldgefühlen neigt, kann Ysop entlasten.

Anwendungsmöglichkeiten

Wenn Sie das Öl im körperlichen Bereich anwenden wollen, sollten Sie es mit einem neutralen Trägeröl im Verhältnis 1:1 verdünnen und anschließend auf die gewünschte Körperstelle, Chakren oder Fußreflexzonenpunkte auftragen. Sie können es auch von der Hand oder aus dem Ölfläschchen inhalieren bzw. im Ultraschalldiffusor diffundieren.

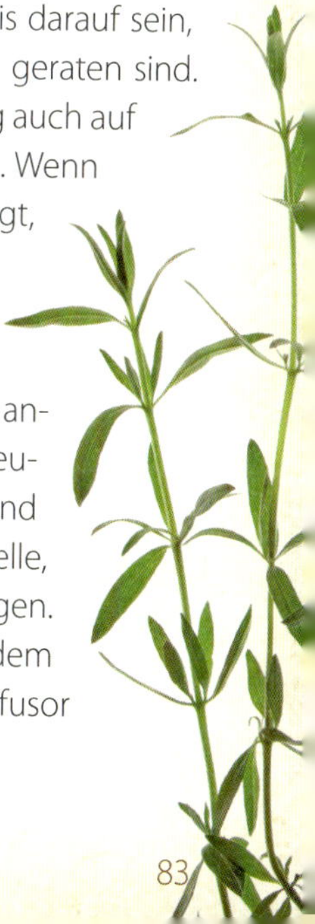

- Wenn Sie 1 Tropfen verdünntes Ysopöl auf die Darmreflexzone am Fuß auftragen und mit Druck einarbeiten, löst das Öl gestaute Energie im Verdauungstrakt und hilft, die gestauten Gifte aus dem Körper abzutransportieren.
- Tragen Sie 1 Tropfen verdünntes Ysopöl auf die Schultern auf, um emotionale Lasten, die auf den Schultern liegen, loszulassen.
- Verteilen Sie 1 Tropfen verdünntes Ysopöl auf der Lungenreflexzone am Fuß, und lösen Sie Emotionen von Kummer und Sorgen.
- 1 Tropfen verdünntes Ysopöl auf den Kehlkopf auftragen, ist hilfreich, um hinuntergeschluckte Emotionen zu bearbeiten und das Halschakra zu befreien.

Kleine Übung für den Alltag

Haben Sie das Gefühl, in einem Raum haben sich unausgeglichene Emotionen wie Ärger, Depression und Wut festgesetzt? Geben Sie einfach in eine Sprühflasche mit Wasser 1–2 Tropfen Ysopöl hinein. Sprühen Sie mit diesem Gemisch in den Raum. Achten Sie nun darauf, wie sich die Energien verändern. Ysop ist so etwas wie ein spiritueller »Meister Proper«.

1. Könige 9,10–11:

»Zwanzig Jahre lang hatte Salomo am Tempel des Herrn und an seinem eigenen Palast gebaut. König Hiram von Tyrus hatte ihm Zedern und Zypressenholz geliefert und auch alles Gold, das er brauchte.«

ZEDER (Cedrus atlantica)

Zeder in der Geschichte

Die Gattung Zeder umfasst verschiedene Arten von zapfentragenden und immergrünen, langlebigen Bäumen: So gibt es die Atlas- oder Silberzeder, die im Atlasgebirge Marokkos heimisch ist, die Libanonzeder, die noch vereinzelt in der Südosttürkei und in Syrien wächst, eine weitere Art ist auf Zypern beheimatet, und die Himalayazeder stammt aus dem westlichen Himalaya. Die Atlaszeder kommt der Libanonzeder am nächsten. Heutzutage werden nur noch die Himalayazder und die Atlaszeder bei der Destillation verwendet. Der Duft des Öls der Libanonzeder muss sehr besonders sein, da schon alte Parfümeure ins Schwärmen und Schwelgen gerieten, wenn sie von diesem speziellen Duft berichteten. Dieses Öl wird nicht mehr hergestellt, weil die Libanonzeder schon länger unter Artenschutz steht.

Zedernholzöl wurde bereits vor 6000 Jahren gewonnen – man hat es als Grabbeigabe in Pyramiden gefunden – und ist somit das älteste bekannte ätherische Öl der Menschheitsgeschichte. Verschiedene Kulturen wie die der Ägypter oder der Tibeter hatten zur Zeder eine besondere Verbindung. Auch heute noch wird das Holz in der tibetischen Medizin verwendet oder zur Meditationsunterstützung genutzt.

Zedern sind in der Bibel auch die Bäume, die am häufigsten Erwähnung finden und Fruchtbarkeit und Reichtum symbolisieren. Der Zedernbaum ist der Baum der Könige, er ist majestätisch und wirkt ausgleichend. Da er auch einen Bezug zur Spiritualität hat, wurde er oft als Baumaterial für Tempel verwendet. So wurden z. B. die mächtigen Zedern vom Libanon für den Bau des Tempels des Königs Salomon verwendet. Sie repräsentieren die Unvergänglichkeit, und der Duft des Holzes versorgt das Gehirn mit Sauerstoff und fördert klares Denken. Salomon war wahrscheinlich in die Wirkungen der ätherischen Öle eingeweiht und nutzte dieses Wissen für seine Regentschaft, denn der Duft der Zeder war in den Palästen allgegenwärtig. Da das Holz reich an ätherischen Ölen ist, wirkt es auch insekten- und ungezieferabwehrend.

In Ägypten wurde Zedernholzöl zusammen mit Myrrhe und Sandelholz bei der Mumifizierung eingesetzt. Es galt als Desinfektionsmittel für die Balsamierer. In der ägyptischen Kosmetik wurde es tonisierend für die Haut verwendet und für seine beruhigende Wirkung geschätzt. Galen (ca. 130–200 n. Chr.) und Dioskurides beschrieben »cedrium« als

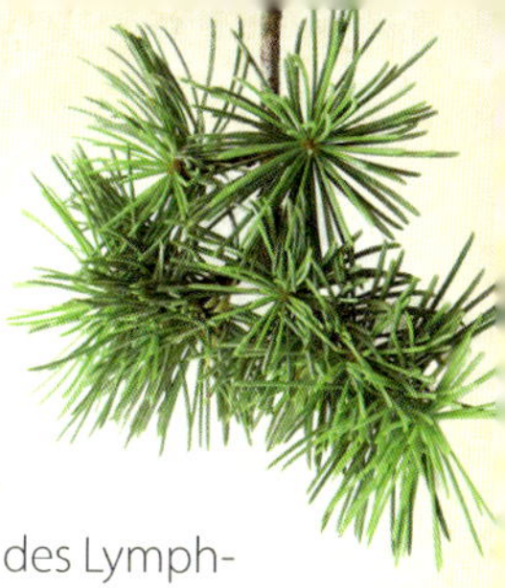

ein Harz, das vor Verwesung schützt. In Pyramiden hat man 6.000 Jahre altes Zedernholzöl als Grabbeigabe gefunden. Die Indianer nutzen es für Reinigungsrituale. Ferner wurde es auch zur Verbesserung des Lymphflusses, zur Regeneration der Arterien sowie bei Hautkrankheiten und Tuberkulose eingesetzt.

Im 3. Buch Mose 14 ist ein Gesetz zur Reinigung von Aussätzigen und von Häusern nachzulesen. Bei Leprakranken wurde ein Ritual mit Zedernholz, Ysop, Karmesinfarbe und dem Blut zweier frisch geschlachteter Vögel (3. Buch Mose 14,4) beschrieben, um die Betroffenen wieder in die Gemeinschaft einzuführen. Nach 8 Tagen wurde eine weitere rituelle Handlung an dem Aussätzigen vorgenommen. Hier wurde mit Olivenöl und dem Blut eines weiteren Opfertieres ein Massageritual durchgeführt, indem man dem Aussätzigen Öl aufs rechte Ohrläppchen, den rechten Daumen und den rechten großen Zeh auftrug (3. Buch Mose 14,10–17: **»Und der Priester soll von dem Blut des Schuldopfers nehmen und es dem, der sich reinigt, auf das rechte Ohrläppchen tun und auf den rechten Daumen und auf die große Zehe seines rechten Fußes«).** Die genannten Stellen hängen wiederum mit speziellen Reflexzonen zusammen, die helfen, Blockaden zu lösen. Diese Anwendung sollte das »Unreine« vom Befallenen nehmen, und zwischen Gott und dem Genesenden alles wieder ins »Reine« bringen.

Im Jahre 1698 schrieb Nicolas Lémery (1645–1750), dass das Harz der Zeder therapeutische Eigenschaften als Harn- und Lungenantiseptikum besitzt. Zedernholzöl wird auch in der Parfümindustrie als Fixieröl verwendet und dort vorrangig zur Herstellung von Männerdüften eingesetzt.

Botanische Familie: Pinaceae
Extraktionsmethode: Dampfdestillat der Rinde
ORAC: 169.000 µmol TE/100 g
Hauptbestandteile: Alpha-Himachalene, Beta-Himachalene, Gamma-Himachalene, Delta-Cadinene

Zedernholzöl wurde in der Volksmedizin für folgende Eigenschaften geschätzt

- nervenberuhigend, stressreduzierend, kreislaufstärkend, schleimlösend, stärkend für die Atemorgane, regt den Lymphfluss an, antibakteriell, krampflösend, desinfizierend, durchblutungsfördernd, antifungal

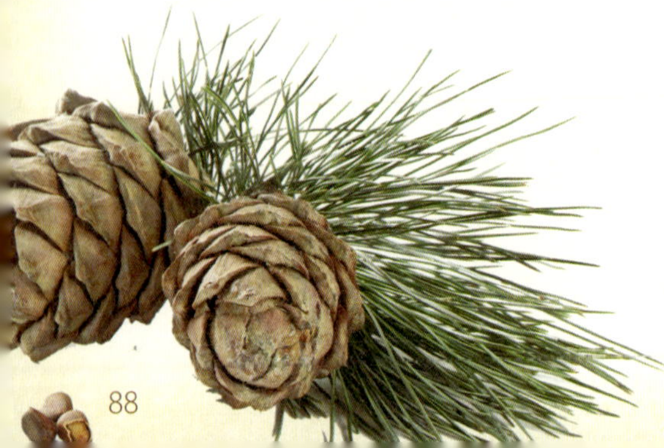

Die Zeder hat mit 98 % den höchsten Anteil an sogenannten Sesquiterpenen. Das Öl stabilisiert die Beta- und die Thetafrequenzen der Gehirnwellen. In wichtigen Geschäftsterminen unterstützt es uns dabei, fokussiert zu sein und zielführend voranzukommen. Außerdem können wir mit seiner Hilfe unseren Selbstwert stärken. Zedernholzöl stabilisiert, wenn man sich verausgabt hat, verleiht uns Harmonie und Kraft – auch im emotionalen Bereich – und hilft, einen überanalytischen Verstand zu entspannen. Es löst emotionale Anspannungen und Aggressionen. Die beruhigende Note von Zedernholzöl lässt sich in Kombination mit Lavendelöl noch intensivieren.

Zedernholzöl ist das Öl der Visionäre – es regt uns an, wieder zu träumen, an unseren Träumen festzuhalten und sie auch umzusetzen. Die Zeder enthält die männlichen Phytohormone und fördert deren Harmonisierung. Viele Männer finden diesen Duft sehr angenehm. Zedernöl kann auch sexuell anregend wirken. Als Hautpflegemittel kann es mit etwas Trägeröl gemischt nach der Rasur verwendet oder als Deo benutzt werden.

Anwendungsmöglichkeiten

Partneranwendung

Zedernholzöl kann die erotische Anziehung fördern. Geben Sie für eine sinnliche Verwöhnmassage Rosenöl, Zedernholz, Ylang Ylang in etwas warmes Trägeröl, und tragen Sie sich gegenseitig das Öl auf, und streichen Sie es ein.

Wellnessanwendungen

Eine sehr erholsame Anwendung ist, etwas Trägeröl (2 EL) leicht zu erwärmen und 3 Tropfen essenzielles Zedernholzöl dazuzugeben. Reiben Sie mit dem Öl die Fußsohlen, Handflächen und das Gesicht ein, und ruhen Sie anschließend. Das wirkt sehr tief entspannend! Noch angenehmer ist es, wenn Sie sich einreiben lassen. (Praktischer Tipp: Nehmen Sie ein sauberes Marmeladenglas, und stellen Sie das Glas mit dem Öl für ein paar Minuten auf ein Stövchen. Wenn das Öl angenehm warm ist, geben Sie das Zedernholzöl dazu und wenden die Mischung an. Achtung: Das Öl darf nicht zu heiß werden!)

Sehr hautpflegend ist ein Bad mit Zedernholzöl. Mischen Sie hierfür 10–15 Tropfen essenzielles Zedernholzöl in ca. 50 ml Sahne (alternativ: 2 EL Honig oder 1 Handvoll Basensalz oder Natron), und geben Sie es in das Badewasser. Ihre Haut fühlt sich nach dem Baden samtweich an.

Anwendung für den Alltag

Energetisieren Sie 1 Tropfen essenzielles Zedernholzöl in der Hand mit etwas Trägeröl, und tragen Sie es z. B. auf die Stirn (3. Auge) auf. Den Duft können Sie auch von der Hand inhalieren und im Ultraschallvernebler diffundieren.

Das Öl kann auch auf die Chakren aufgetragen oder über die Reflexzonen an den Füßen eingearbeitet werden. Im Kleiderschrank verwendet, hält es Motten und auch anderes Ungeziefer fern. Hierfür gibt es Zedernholzkugeln, deren

Wirkung mit einem Tropfen Zedernholzöl noch intensiviert wird.

Praktischerweise ist dieses Öl in seiner höchsten Qualität auch sehr preiswert, da die Zeder extrem viel Öl gibt.

Achtung: Zedernholzöl ist für Schwangere, Kinder und Epileptiker nicht geeignet!

Kleine Übung für den Alltag
Tragen Sie 1 Tropfen Zedernholzöl vor einem wichtigen Termin auf die Stirn auf, und inhalieren Sie den Duft. Visualisieren Sie den gewünschten Verlauf.
Viel Erfolg damit!

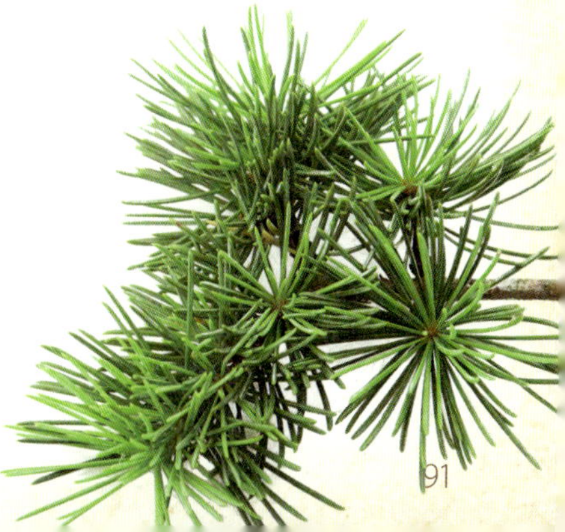

1. Buch Mose 37,25:
»Dann setzen Sie sich zum Essen. Auf einmal sahen sie eine Karawane mit ismaelitischen Kaufleuten aus der Richtung von Gilead herankommen. Die Ismaeliter waren auf dem Weg nach Ägypten; ihre Kamele waren mit den kostbaren Harzen Tragakant, Mastix und Labdanum (Harz der Zistrose) beladen.«

ZISTROSE (Cistus ladanifer/Labdanum)

Zistrose in der Geschichte

Die Zistrose ist auch als Felsrose oder Labdanum (Labdan = »klebriges Kraut«) bekannt. Sie wächst im kargen, steinigen Gelände und hat mit den uns bekannten Rosen nichts zu tun, sondern gehört zur Ordnung der Malven. In der warmen Umgebung tritt das Harz wie kleine Schweißtröpfchen aus der Pflanze aus und ist auf den Blättern zu finden.

Die Hirten trieben damals die Ziegen in Zistrosenbüsche. Das klebrige Harz blieb am Fell der Tiere hängen, das dann entweder ausgekämmt oder geschnitten und ausgekocht wurde. Das kostbare Harz schwamm dabei auf der Oberfläche. Später streifte man mit Lederriemen durchs Ge-

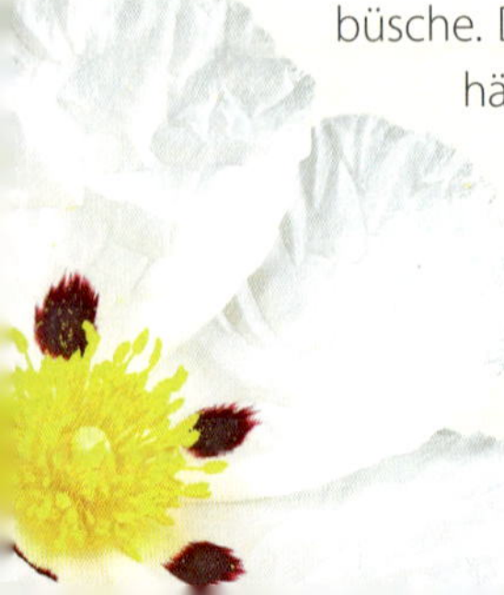

büsch, um das Harz zu sammeln. Es wurde als Bestandteil des Weihrauches in der Kirche genutzt.

Die Verwendung von Zistrose reicht bis ins Ägypten des 4. Jahrhundert v. Chr. zurück. In Griechenland wurde das ganze Jahr über Zistrosentee getrunken, um sich nach einem anstrengenden Tag zu erholen und das Immunsystem zu stärken. Ebenso wurde es von Hebammen genutzt, um durch Waschungen die Wundheilung bei Wöchnerinnen zu unterstützen. Die Zistrose wurde wegen ihrer Förderung der Zellregeneration speziell bei Hautverletzungen geschätzt. Sie wirkt wie ein flüssiges »Wundpflaster«.

In der Bibel wurde die Zistrose »Labdanum« genannt, was so viel heißt wie »wohlriechendes Harz«. Sie erscheint im 1. Buch Mose, 37,25 und 43,11 als Labdanum oder als Harz.

Botanische Familie: Cistaceae (Zistrosengewächse)
Extraktionsmethode: Dampfdestillat von Blättern und Zweigen
ORAC: 38.648 µmol TE/100 g
Hauptbestandteile: Alpha-Pinene, Camphene, Bornyl-Acetate, Trans-Pinocarveole

Zistrosenöl wurde in der Volksmedizin für folgende Eigenschaften geschätzt

- Stärkung des Immunsystems, antibakteriell, antiviral, antifungal, entzündungshemmend, die Wundheilung unterstützend

Emotional wirkt die Zistrose ausgleichend und stimmungsaufhellend. Der Duft dringt tief ins Bewusstsein ein. Spirituell fördert die Zistrose das eigene Bewusstsein. Ihr Duft hat von alters her die Sinnsuche und Visionen angeregt.

Die Pflanze ist reich an Polyphenolen (Gerbstoffen) und Harzen. Diese wirken sich positiv auf die Schwermetallausleitung aus. Wie eine Studie der Universität Lübeck zeigte, konnte bei starken Rauchern nachgewiesen werden, dass der Kadmiumspiegel im Blut deutlich abnahm, nachdem die Probanden vier Wochen lang täglich ein Sud aus Zistrosentee getrunken hatten.

Anwendungsmöglichkeiten

Zistrose gehört auch zu den Fixierölen in der Parfümherstellung und verbessert die Haftfestigkeit von Düften auf der Haut.

Ein Bad mit Zistrosenöl, gemischt mit 50 ml Sahne (alternativ: 2 EL Honig oder 1 Handvoll Basensalz/oder Natron), entspannt das Nervensystem. Geben Sie den gewünschten Zusatz in das Zistrosenöl (10–15 Tropfen). Vermischen Sie alles, und lassen Sie es ins Badewasser einfließen.

Auch als Raumspray kann es unterstützend wirken. Befüllen Sie ein Glasfläschchen mit Sprühaufsatz mit destilliertem Wasser. Geben Sie bei einer Menge von 50 ml Wasser je nach gewünschter Duftintensität 5–10 Tropfen Zistrosenöl dazu. Versprühen Sie die Mischung im Raum.

Zistrosenöl ist gut zum Auftragen auf die Chakren oder die Fußreflexzonenpunkte geeignet. Des Weiteren kann man es diffundieren oder von der Hand aus inhalieren.

Kleine Übung für den Alltag

Zistrosenöl kann die meditative Praxis unterstützen. Nehmen Sie 1 Tropfen Zistrosenöl, energetisieren Sie das Öl in der Handfläche, und atmen Sie den Duft bewusst in die Nase ein. Folgen Sie Ihrem gewohnten Meditationsverlauf, und achten Sie darauf, ob sich Ihnen Bilder oder Visionen zeigen.

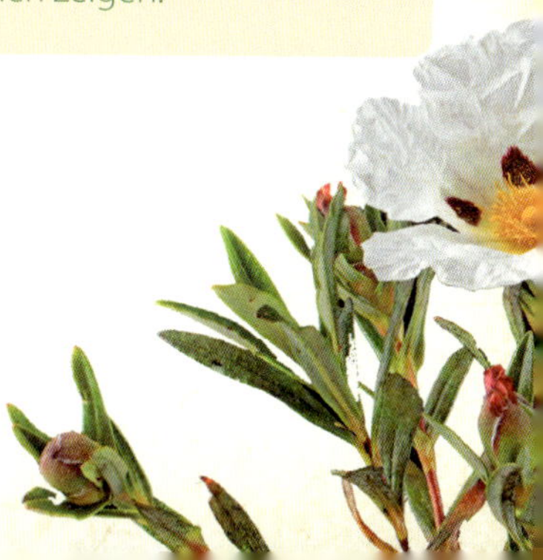

Jesaja 60,13:
»Die prächtigen Bäume des Libanongebirges werden zu dir gebracht, Wacholderbäume, Fichten und Zypressen, um mein Heiligtum, den Schemel meiner Füße, zu schmücken«.

ZYPRESSE (Cupressus)

Zypresse in der Geschichte

Die Zypresse war bereits den alten Ägyptern bekannt. Es gibt Papyrusaufzeichnungen mit medizinische Dokumentationen, in denen die Verwendung der Zypresse bekundet wurde. In Ägypten wurden aus Zypressenholz auch Sarkophage gebaut. Die Phönizier und Kreter haben es zum Schiffs- und Bogenbau verwendet. In Griechenland wurden aus Zypressenholz Götterstatuen hergestellt. Außerdem war in Griechenland die Zypresse Hades, dem Gott der Unterwelt, geweiht. Die Zypresse ist der Lichterbaum und verbindet den Himmel und die Erde. Das Portal der Kathedrale von St. Peter in Rom besteht aus Zypressenholz und zeigt selbst nach 1200 Jahren keine Verfallsspuren. Nicht umsonst werden gern Zypressen auf Friedhöfen gepflanzt, um das ewige Leben zu symbolisieren. Sie sind Bäume der Ewigkeit.

Am selben Baum wachsen sowohl männliche als auch weibliche Blüten. Das Öl enthält viele Monoterpene, die freie Radikale einfangen und die DNA reparieren.

Botanische Familie: Cupressaceae (Zypressengewächse)
Extraktionsmethode: Dampfdestillat der Äste
ORAC: 24.300 µmol TE/100 g
Hauptbestandteile: Monoterpene,Alpha-Pinene, Beta-Pinene, Delta-3-Carene, Limonene, Cedrole, Myrcene, Manoyle-Oxide, Isopimaradiene, Karahanaenone

Zypressenöl wurde in der Volksmedizin für folgende Eigenschaften geschätzt

- Verbesserung des Lymphflusses, leberstärkend, bei Wasseransammlungen, zur Lymphreinigung, durchblutungsfördernd, gut bei Frostbeulen und Krampfadern
- antibakteriell, antiinfektiös, antispasmotisch
- enthält die weiblichen Phytohormone und unterstützt somit den weiblichen Hormonhaushalt, hautpflegend und zur Narbenbehandlung

Neue Studien belegen die antimikrobielle Wirkung und auch die Wirkung auf den sogenannten Biofilm (= Schleimhäutchen, die manche Bakterien zum eigenen Schutz bilden und die im Wirt Entzün-

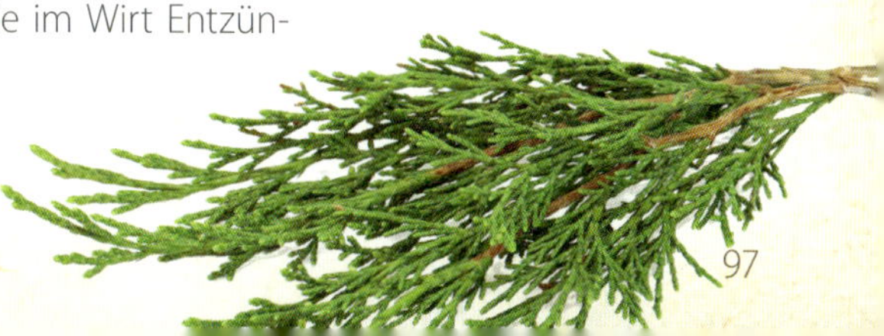

dungen fördern und schädigend wirken). Zypressenöl kann diesen Biofilm zerstören.

Das Öl erdet gerade in Zeiten großer Herausforderungen – seien es berufliche Veränderungen, Umzug, oder Übergänge wie z. B. der Sterbeprozess. Hierbei wirkt es sowohl für die sterbende Person als auch für die Angehörigen unterstützend. Es ist auch ein Öl, das hilft, emotionale Traumen zu verarbeiten. Bei körperlichen oder emotionalen Belastungen ist es besonders nützlich.

Vielleicht kennen auch Sie eine solche Situation: Wenn Sie denken, so, wie es jetzt ist, sollte es bleiben, alles ist so schön und harmonisch, jetzt passt alles – und zack: hält das Leben eine Veränderung für Sie bereit. Um dann im Lebensfluss zu bleiben, kann sehr gut unterstützend mit der Zypresse gearbeitet werden.
Sie ist hilfreich beim Annehmen – Umgehen – Loslassen von Situationen:

- Annehmen heißt, ein Problem/Thema/Situation/Herausforderung erst einmal so zu akzeptieren, wie es/sie ist, innerlich nicht mehr dagegen zu arbeiten und das innere Lamentieren aufzugeben.
- Umgehen heißt, sich neu zu orientieren, mit einer Situation umzugehen und Schritte in eine neue Richtung zu wagen.
- Loslassen heißt, nicht verhaftet zu sein mit etwas, sondern es wieder loslassen zu können.

Aus einer anderen Perspektive betrachtet ist es auch ein Öl, das hilft, Dinge, die man sich vornimmt, anzufangen, durchzuhalten und zum Abschluss zu bringen. Somit können Veränderungsprozesse gut mit Zypressenöl begleitet werden.

Anwendungsmöglichkeiten

Zypressenöl kann erotisierend wirken. In der folgenden Kombination beruhigt sie zu stürmische Liebhaber etwas: Sandelholz, Zypresse und Bergamotte, zusammen mit etwas warmem Trägeröl vermischt, dem Partner auf den Körper auftragen und einstreichen.

Energetische Reinigung

Über das Milzchakra nehmen wir neben der feinstofflichen Energie Prana auch feinstoffliche »Vampire« auf, die hier gern andocken. Wenn Sie z. B. nach einem Besuch im Altenheim, Krankenhaus, Friedhof, großem Einkaufszentrum oder überall dort, wo viele Menschen sind, das Gefühl haben, dass Ihnen Energie fehlt, probieren Sie einmal Folgendes:

Geben Sie 1 Tropfen Zypressenöl mit etwas Trägeröl auf die Hand, und energetisieren Sie dieses Gemisch. Tragen Sie es anschließend unterhalb des linken Rippenbogens und auf den Rücken in der Nierengegend auf. Stellen Sie sich vor, Ihre Hände sind wie Lichtsäbel und trennen nun kraftvoll die Energieschnüre ab.

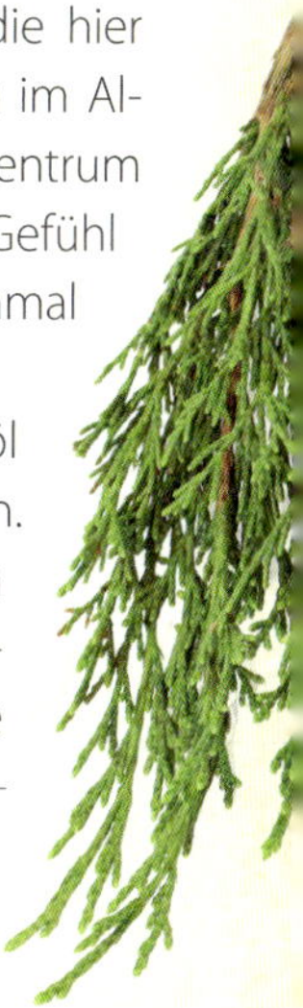

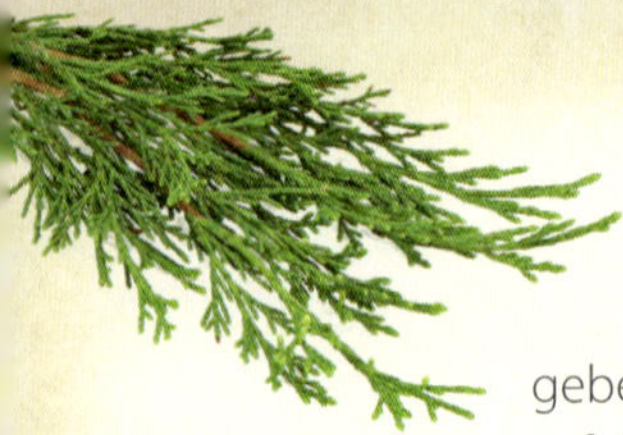

Sie können auch einen Ton beim energetischen Abtrennen von sich geben. Spüren Sie nach, wie es sich nun anfühlt.

Ansonsten können Sie das Öl auf die Fußreflexzonen auftragen, es von der Hand aus inhalieren oder im Ultraschallvernebler diffundieren.

Achtung: Zypressenöl ist für Schwangere und Epileptiker nicht geeignet!

Kleine Übung für den Alltag

Wenn Sie einen anstrengenden Tag hatten, an dem Sie viel stehen mussten und müde oder geschwollene Beine haben – tragen Sie mit etwas neutralem Öl 1–2 Tropfen Zypressenöl auf die Fußsohlen und Beine auf. Vielleicht können Sie die Beine hochlegen. Gute Entspannung!

ALLGEMEINE HINWEISE zur Anwendung der Bibelöle

Das war nun unsere Reise durch die Welt der Düfte aus alten Zeiten. Je mehr wir über die Weisheit dieser Pflanzen und ihre Öle erfuhren und lernten, wie viel die Menschen schon zur Zeit der Antike über dieses Thema wussten, desto bewusster wurde unser Umgang mit diesen Kostbarkeiten.

Heutzutage sind diese Öle nicht mehr nur Königen und Priestern vorbehalten. Grundsätzlich stehen sie uns in bester therapeutischer Qualität zur Verfügung. Wir möchten aber auch dazu aufrufen, wirklich bewusst und ressourcenschonend mit diesen Ölen zu arbeiten. Viele Pflanzen sind schon vom Aussterben bedroht. Wir sollten diese Öle lieber direkt aus dem Fläschchen inhalieren oder verdünnt verwenden.

Da es aber auch etwas ganz Besonders ist, diese Öle aufzutragen, möchte wir Ihnen an dieser Stelle eine sparsame Anwendung anbieten: Mischen Sie in einem 20-ml-Fläschchen neutrales Trägeröl (z.B. Kokosöl) mit je 1 Tropfen der 12 sogenannten Bibelöle. Dadurch entsteht eine Komposition der 12 Öle. Mit ihr lässt sich der Tag ganz wunderbar beginnen oder ausklingen, indem man sich z.B. die Füße massiert.

Sehr speziell ist es auch, die Ölmischung auf den ganzen Körper aufzutragen. Lassen Sie sie ca. 10 Minuten gut einziehen und duschen Sie sich dann warm ab. Das Öl ist zu diesem Zeitpunkt bereits vollständig von der Haut aufgenommen worden, und durch das warme Wasser werden die Öle noch tiefer in das Gewebe hineingetrieben. Wir empfinden diese Anwendung als sehr energetisierend. Die Wirkung ist auch nachvollziehbar, da viele der Öle Sauerstoff in die Zellen bringen. Die Haut fühlt sich nach der Anwendung geschmeidig an.

Benutzt man die essenziellen Ölen, erhält man gleichzeitig auch eine Energieanwendung. Die Urform dieser Anwendung wird mit kräuterigen Ölen durchgeführt, die wie Regentröpfchen auf den Rücken fallen und speziell eingearbeitet werden, um das Gewebe um die Wirbelsäule herum von Bakterien und Viren zu reinigen.

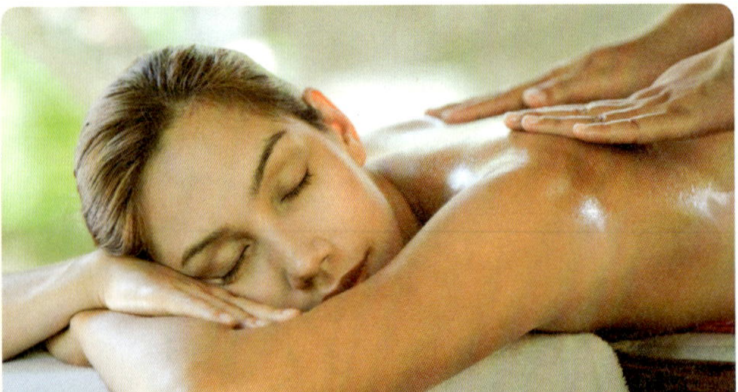

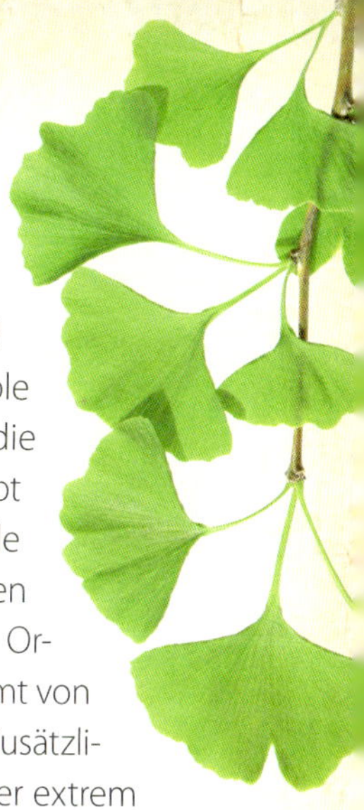

Zuerst wird die Reflexzone der Wirbelsäule am Fuß mit einer tibetischen Technik behandelt, wobei die Öle mit den Fingernägeln eingearbeitet werden und dadurch ein Piezoeffekt entsteht. Sensible Empfänger spüren die Energieströme, die dabei durch den Körper fließen. Danach gibt man die Öle auf oder neben die Wirbelsäule und massiert sie diese entlang mit sanften Streichungen ein. Sie werden auch zu den Organen hin verstrichen. Diese Technik stammt von einem Medizinmann der Lakota-Indianer. Zusätzliche Griffe machen die Anwendung zu einer extrem entspannenden, aber auch tief reinigenden und regenerierenden Erfahrung.
Es gibt eine ganze Reihe von Spezialanwendungen, um bestimmte Organe zu unterstützen. Der Ablauf ist immer gleich, es werden lediglich die Öle ausgetauscht. Und eine dieser Spezialanwendungen gibt es eben mit den Bibelölen. Sie hat eine ganz andere Wirkung als die klassische Version mit den Kräuterölen und wird oft als sehr stark entspannend empfunden, sie katapultiert einen in andere Welten.

Und noch ein Tipp zum Schluss:
Wir haben die Wirkung der Öle auch mittels Aura-, Chakramessgeräten und energetischer Organmessung sichtbar gemacht. Wenn die Öle energetisiert werden (1 Tropfen mit etwas Trägeröl in die linke Handfläche geben und mit Zei-

ge- und Mittelfinger 3 Mal im Uhrzeigersinn verreiben) und dabei vielleicht noch ein Gebet gesprochen wird oder die Person zumindest in guten Gedanken ist, zeigen die Geräte an, dass die Anwendung sofort einen verstärkenden, harmonisierenden Effekt auf die Aura und die Chakren hat.
Daran erkennen wir: Öle und Gebet verstärken sich gegenseitig. Wenn Öle mit positiven Gedanken angewendet werden, hebt sich noch einmal ihr Schwingungsniveau. Man kann Gebete und Öle einzeln anwenden, wenn man aber beide zusammenbringt, können wahre Wunder entstehen. Probieren Sie es am besten einfach selbst aus!

NACHWORT

Wir haben im Dunkelfeld Blut vor und nach der Anwendung mit den klassischen Ölen und den Bibelölen beobachtet und gefilmt. Bei Interesse mailen wir Ihnen diese Videosequenzen gern zu (E-Mail Anfrage an: bibeloele@wez-indersdorf.de oder j.n.huber@online.de).

Bei der klassischen Energieanwendung sieht man eher den »Kleinkrieg«, der innerlich stattfindet, und die Bakterienbelastungen, die eliminiert werden. Bei der Anwendung mit den Bibelölen war sehr schnell ein Leuchten der Blutplättchen zu sehen: Um jedes Blutplättchen hatte sich eine strahlende Korona gebildet. Auch die Fließfähigkeit des Blutes sowie die Aktivität des Immunsystems haben sich signifikant erhöht.

Den Ablauf dieser Energieanwendung kann grundsätzlich jeder in Workshops lernen, es ist keine zertifizierte Ausbildung nötig und sowohl für Profis in der Körperarbeit als auch für Laien für den Hausgebrauch geeignet. Die Autoren bieten regelmäßig Workshops zu dieser Anwendung an.

Was wir speziell bei einer Biopulsar-Messung gesehen haben, ist, dass die Essenzen unmittelbar dorthin geleitet werden, wo Harmonisierungsbedarf besteht. In unserem Beispiel wurde Zypressenöl verwendet. Die Organe sind vorher frequenzmäßig sehr ausgeglichen gewesen, danach war dies ebenfalls der Fall, allerdings zeigte das Gerät im Beckenbereich kleine gezackte Muster. Der Proband erklärte dann auch, dass er dort Probleme habe. Die Essenz ist also unmittelbar in den Bereich gegangen und hat dort gewirkt. Nachdem wir noch ein anderes Öl aufgetragen hatten, das speziell die Gelenke unterstützt, verwandelten sich die gezackten Muster in kleine Wellen. Dieser Vorgang war sehr spannend zu beobachten.

Bei den Auraaufnahmen konnten wir beobachten, wie bei der Verwendung von Cassia kleine rote Feuerzungen durch die Aura gehen. Auch der Anwenderin wurde es ganz warm. Wir haben gesehen, wie Elektrosmog das Energiefeld zusammenfallen lässt und wie Öle es dann wieder stabilisieren können.

Es handelte sich dabei nicht um wissenschaftliche Untersuchungen, sondern um Experimente, die einfach unseren persönlichen Wissensdrang befriedigten. Es würde den Rahmen des Büchleins sprengen, die Bilder hier zu zeigen. Viel interessanter ist es, wenn Sie Ihre eigenen Aufnahmen vorher/nachher machen lassen. Das können Sie zum Beispiel bei:

Biopulsar, Klaus Ruhland, www.sei-die-einheit.de
Aurafotografie und Chakrenanalyse,
www.relexa-ingolstadt.de

Wir würden uns freuen, wenn Sie durch uns Lust bekommen, sich auf essenzielle Öle einzulassen. Es ist ein Segen, dass heute jeder Zugang zu diesen Ölen bekommen kann. Wir wünschen Ihnen gute Erfahrungen damit!
Bei Fragen sind wir gern für Sie da.

Karin Opitz-Kreher und Johannes Huber

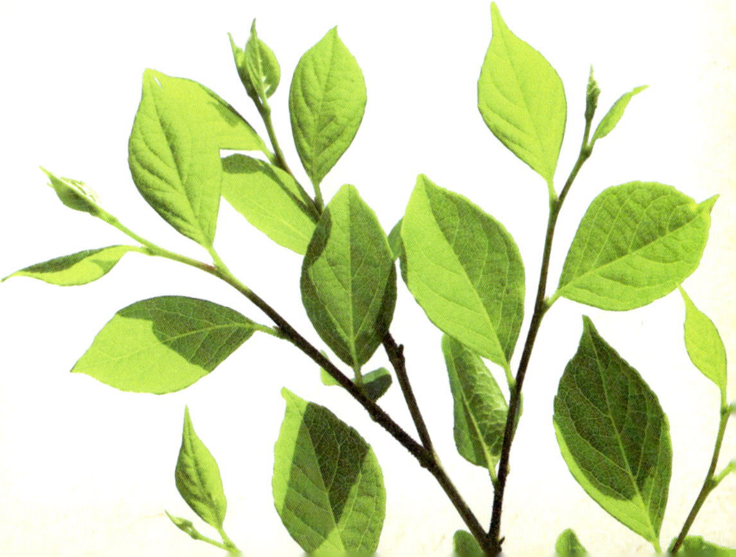

DANKSAGUNG

Wir danken ganz besonders all unseren Lehrern, ob sie sich dessen bewusst sind oder nicht, die uns in den letzten Jahren in diversen Seminaren und Gesprächen viel über die Öle beigebracht haben.
Ebenso möchten wir uns bei Beate und Janine aus dem »bibelfesten Lager« für ihre fachliche Unterstützung bedanken.

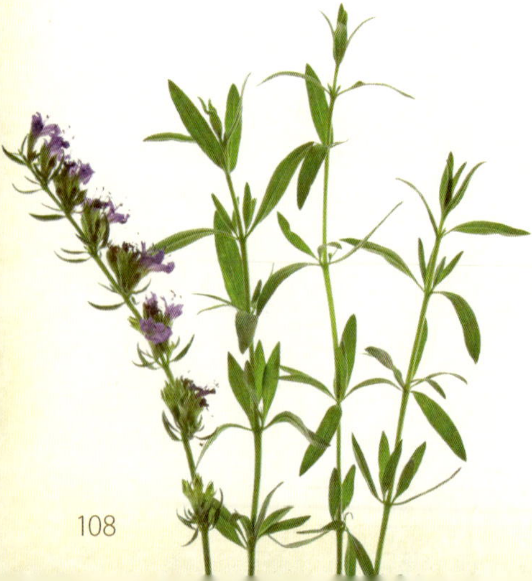

LITERATURLISTE

»Die Bibel in heutigem Deutsch«, Dt. Bibelgesellschaft Stuttgart 1982.

Mohr, Bärbel: »Die neue Dimension der Heilung«, KOHA-Verlag, Burgrain 2007

Pahlow, Mannfried: »Das große Buch der Heilpflanzen«, Gräfe und Unzer Verlag, München 1996

Price, Shirley: »Praktische Aromatherapie. Vitalität und Lebensfreude durch ätherische Öle«, Urania Verlag, Neuhausen 1988

Runow, Klaus-Dietrich: »Wenn Gifte auf die Nerven gehen«, Südwest Verlag, München 2008

Rymum, Danièle: »Heilen mit Aroma-Ölen«, Droemersche Verlagsanstalt Th. Knaur, München 1993

Stewart, Dr. David; Grimme, Holger: »Heilende Öle der Bibel«, Inspire International, Wallenfels 2007

Schirner, Markus: »Zum richtigen Duft«, Schirner Verlag, Darmstadt 2014

Wabner, Prof. Dietrich: »Aromatherapie, Grundlagen, Wirkprinzipien, Praxis«, Urban & Fischer Verlag, Elsevier 2011

Young, D. Gary: »Essential Oils, Integrative Medical Guide«, Life Science Publishing, Orem 2013

Young, D. Gary: »Essential Oils, Pocket Reference«, Life Science Publishing, Orem 2014

Young, D. Gary: »Essentielle Öle«, Eigenverlag H. Matzner, Wien 2011

DIE AUTOREN

Karin Opitz-Kreher ist ausgebildet in Aura Soma, Aura Soma Bodywork und Fußreflexzonenharmonisierung. Zudem arbeitet sie als Meditationsgruppenleiterin nach Ralph Jordan und als Biofeedback-Therapeutin mit dem SCIO-System zur Stressreduktion und Systemharmonisierung. 2013 entdeckte sie die Welt der essenziellen Öle. Seitdem nutzt sie das traditionelle Wissen um die ätherischen Öle in ihrer Arbeit und gibt Workshops zur Energiearbeit mit diesen Ölen.
www.lebeenergetisch.de

Johannes Huber ist Heilpraktiker und interessierte sich schon in jungen Jahren für ätherische Öle. Seit inzwischen mehr als zehn Jahren verwendet er sie sowohl in der Aromatherapie als auch in der Pflege von Kranken und älteren, pflegebedürftigen Menschen. Zu seinen Schwerpunkten zählt unter anderem die Dunkelfelddiagnostik.
www.nhp-muenchen.de

BILDNACHWEIS

www.shutterstock.com

Schmuckelement auf allen Seiten: #114437518 (© Arevik), Tropfen: #146720216 (© Samran wonglakorn); S. 1 & 37: #46952608 (© nito), #81440620 (© photo-oasis); S. 5: #37913188 (© arka38), S. 6, 55, 58: #232453267 (© Diana Taliun), S. 8 & 103: #107228957 (© jopelka), S. 12: #102009709 (© Only Fabrizio), S. 13: #247061782 (© Dionisvera), S. 15: #94870255 (© eldeiv), S. 19: #141515005 (© Sandra van der Steen), S. 20: #104175584 (© Madlen), S. 21: #97712693 (© Scisetti Alfio), S. 22: #227523301 (© LanKS), S. 23: #149731739 (© Richard Griffin), S. 28: #250375507 (© Alexander Raths), S. 32: #124854811 (© Olga Miltsova), S. 33: #182236757 (© JIANG HONGYAN), S. 36: #48478459 (© foto ARts), S. 38: #110365703 (© Madlen), S. 40: #152125100 (© Yongkiet Jitwatta-natam), S. 42: #99035345 (© Diana Taliun), S. 45: #151927454 (© Scisetti Alfio), S. 46: #175147547 (© Henrik Larsson), S. 49: #215976811 (© unpict), S. 51 & 52: #142967569 (© marilyn barbone), S. 56: #160530677 (© Scisetti Alfio), S. 63: #203595211 (© KPG Payless2), S. 66 & 107: #208108279 (© KPG Payless2), S. 71: #137818040 (© marilyn barbone), S. 72: #129221096 (© Swapan Photography), S. 73: #81679408 (© Swapan Photography), S. 77: #208658839 (© roundstripe), S. 78: #134610461 (© hjschneider), S. 81: #219166660 (© Chijick), S. 83 & 108: #110956874 (© jopelka), S. 87 & 91: #86560057 (© Volosina), S. 88: #118191952 (© Maya Morenko), S. 92: #197097284 (© Steve Photography), S. 95: #241016380 (© Steve Photography), S. 97, 99 & 100: #183395723 (© de2marco), S. 102: #54670846 (© Phil Date)

Weiterhin von der Autorin erschienen im Schirner Verlag

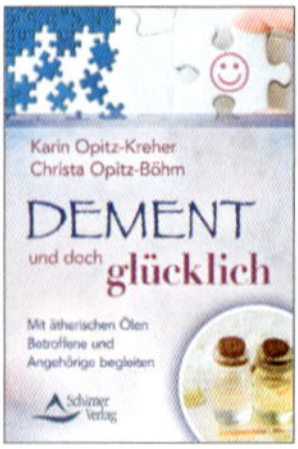

Karin Opitz-Kreher & Christa Opitz-Böhm
Dement und doch glücklich
Mit ätherischen Ölen Betroffene
und Angehörige begleiten

112 Seiten
ISBN 978-3-8434-5147-5

Mit Ölen aus Lavendel, Weihrauch, Zitrone und Co. das Gedächtnis trainieren.

Dement und doch glücklich sein – passt das zusammen? Ja! Denn mit einem wunderbaren Werkzeug der Natur können wir das Fortschreiten der Krankheit hinauszögern und für alle Beteiligten eine höhere Lebensqualität schaffen. Die Rede ist von essenziellen ätherischen Ölen in therapeutischer Qualität! Mithilfe dieser natürlichen Essenzen sind wir in der Lage, unser Gedächtnis zu fördern, Stress zu reduzieren und wieder Freude in unser Leben zu bringen. Die Öle-Expertin Karin Opitz-Kreher und die Heilpraktikerin Christa Opitz-Böhm zeigen uns anhand vieler Tipps, Übungen und Anwendungsbeispiele, wie wir und unsere Angehörige auch mit Demenz ein glückliches Leben führen können!

Für Betroffene, aber auch für Angehörige!